SGLT-2-Inhibition, Diabetes und Herz - Moderne medizinische Konzepte

UNI-MED

UNI-MED Verlag AG
Bremen - London - Boston

Meier, Juris J.:
SGLT-2-Inhibition, Diabetes und Herz - Moderne medizinische Konzepte/Juris J. Meier.-
1. Auflage - Bremen: UNI-MED, 2022
(UNI-MED SCIENCE)
ISBN 978-3-8374-1645-9

Printed in Europe

UNI-MED. Die beste Medizin.

In der Reihe UNI-MED SCIENCE werden aktuelle Forschungsergebnisse zur Diagnostik und Therapie wichtiger Erkrankungen "state of the art" dargestellt. Die Publikationen zeichnen sich durch höchste wissenschaftliche Kompetenz und anspruchsvolle Präsentation aus. Die Autoren sind Meinungsbildner auf ihren Fachgebieten.

Der Verlag dankt der Firma AstraZeneca GmbH für die Unterstützung der Produktion dieser Auflage. Der Verlag versichert, dass der Industriepartner keinerlei Einflussnahme auf den Inhalt des Buches, insbesondere auch nicht auf Therapieempfehlungen, nehmen konnte.

Vorwort

Das Prinzip der therapeutischen Induktion einer Glukosurie durch Hemmung der Natrium-Glukose-Cotransporter (SGLT-Transporter) in der Niere ist bereits seit über 50 Jahren bekannt. Allerdings dauerte es sehr lange, bis selektive SGLT2-Hemmer mit ausreichender oraler Bioverfügbarkeit zur Verfügung standen.

Aufgrund ihrer Wirkungen auf die Blutzuckerspiegel und das Körpergewicht erfolgte der initiale Einsatz der SGLT2-Hemmer in der Therapie des Typ 2-Diabetes. Im Verlauf der weiteren klinischen Studien und praktischen Anwendungen zeigte sich dann, dass die SGLT2-Hemmer zusätzlich auch über ausgeprägte nephroprotektive Wirkungen verfügen. Diese Nephroprotektion ist nicht nur auf Menschen mit Typ 2-Diabetes beschränkt, so dass die SGLT2-Hemmer heute als festes Therapieprinzip in der Behandlung von Menschen mit chronischen Nierenerkrankungen etabliert sind.

Ein weiterer, zunächst unerwarteter, Effekt der SGLT2-Hemmung besteht in einer Reduktion von Ereignissen im Zusammenhang mit einer Herzinsuffizienz. So zeigte sich bereits in der ersten großen Endpunktstudie mit Empagliflozin (EMPAREG-Studie) eine erhebliche Abnahme der Krankenhausaufnahmen aufgrund einer Herzinsuffizienz. Auch bei Patienten mit chronischer Herzinsuffizienz ohne gleichzeitiges Vorliegen eines Typ 2-Diabetes fanden sich ähnliche Ergebnisse. Mittlerweile liegen sowohl für die Therapie der Herzinsuffizienz mit eingeschränkter (HfrEF) als auch für die mit erhaltener (HfpEF) Pumpfunktion positive Endpunktdaten vor.

Bei Patienten mit Typ 2-Diabetes, insbesondere mit manifesten arteriosklerotischen Gefäßerkrankungen, zeigt sich zudem eine Verminderung von kardiovaskulären Ereignissen durch den Einsatz der SGLT2-Hemmer.

Es verwundert daher nicht, dass die SGLT2-Hemmer heute in vielen aktuellen nationalen und internationalen Leitlinien zur Therapie des Typ 2-Diabetes, der Herzinsuffizienz sowie der Niereninsuffizienz einen klaren Stellenwert haben.

Dieses Buch soll einen Überblick über das Wirkprinzip der SGLT2-Hemmer vermitteln, angefangen mit den pharmakokinetischen Eigenschaften und den blutzuckersenkenden Wirkungen, über die protektiven Effekte im Bereich der Niereninsuffizienz, Herzinsuffizienz und KHK, bis hin zum Nebenwirkungs- und Sicherheitsprofil der Präparate.

Ich hoffe, dass Sie Freude beim Lesen dieses Buches haben werden und die gewonnen Erkenntnisse zum Wohle Ihrer Patienten einsetzen können.

Bochum, im November 2022 *Prof. Dr. med. Juris Meier*

Autoren

Dr. med. Julia Brandts
Medizinische Klinik I
Universitätsklinikum RWTH Aachen
Pauwelsstraße 30
52074 Aachen

Kap. 2.

Prof. Dr. med. Nikolaus Marx
Medizinische Klinik I
Universitätsklinikum RWTH Aachen
Pauwelsstraße 30
52074 Aachen

Kap. 2.

Prof. Dr. med. Juris J. Meier
Klinik für Innere Medizin, Gastroenterologie und Diabetologie
Augusta Krankenanstalten gGmbH
Akademisches Lehrkrankenhaus der Universität Essen/Duisburg
Bergstraße 26
44791 Bochum

Kap. 1.

Dr. med. Ludwig Merker
Diabetologie im MVZ am Park Ville d'Eu
Königstraße 12-14
42781 Haan

Kap. 4.

Prof. Dr. med. Dirk Müller-Wieland
Medizinische Klinik I
Universitätsklinikum RWTH Aachen
Pauwelsstraße 30
52074 Aachen

Kap. 2.

Prof. Dr. med. Christian A. Schneider
Kardiologie an der PAN Klinik
Zeppelinstraße 1
50667 Köln

Kap. 3.

Priv.-Doz. Dr. med. Katharina Schütt
Medizinische Klinik I
Universitätsklinikum RWTH Aachen
Pauwelsstraße 30
52074 Aachen

Kap. 2.

Univ. Prof. Dr. med. Jochen Seufert, FRCPE
Abteilung Endokrinologie und Diabetologie
Klinik für Innere Medizin II
Universitätsklinikum Freiburg
Hugstetter Str. 55
79106 Freiburg/Brsg.

Kap. 5.

Marlo Verket, MSPH
Medizinische Klinik I
Universitätsklinikum RWTH Aachen
Pauwelsstraße 30
52074 Aachen

Kap. 2.

Inhaltsverzeichnis

Pharmakologische Eigenschaften und Stoffwechseleffekte der SGLT2-Hemmer

1. Pharmakologische Eigenschaften und Stoffwechseleffekte der SGLT2-Hemmer

Der Glukosetransport im renalen Tubulussystem folgt bei gesunden Menschen einem komplexen Ablauf. Zunächst werden täglich in den Glomeruli ca. 180 Liter eines Primärharns filtriert [1]. Bei einer durchschnittlichen Glukosekonzentration von ca. 100 mg/dl bei einem stoffwechselgesunden Menschen entspricht dies einer filtrierten Glukosemenge von ca. 180 g pro Tag. Bei stoffwechselgesunden Personen wird diese Glukosemenge unter normalen Bedingungen komplett im renalen Tubulussystem rückresorbiert. Hierbei werden ca. 90 % der Glukose im S1-Segment des proximalen Tubulus über den SGLT2 *(Sodium Glucose Co-Transporter 2)* rückresorbiert. Die verbleibenden ca. 10 % der filtrierten Glukose werden im distalen S2/S3-Segment des proximalen Tubulus über den SGLT1-Transporter resorbiert [1]. Somit erscheint bei einer gesunden Person typischerweise keine Glukose im Urin (☞ Abb. 1.1).

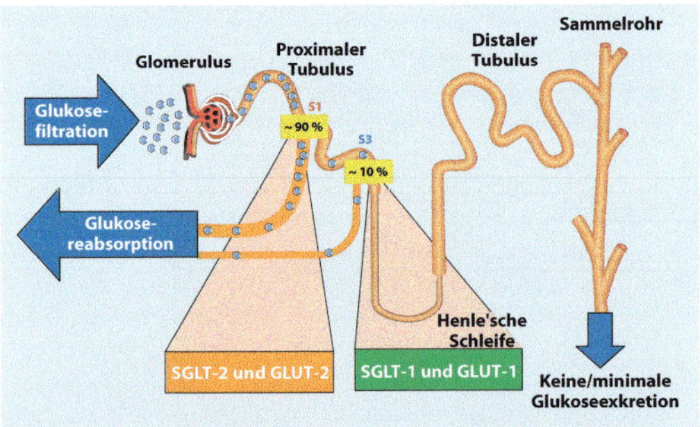

Abb. 1.1: Glukosefiltration und -reabsorption in der Niere. Modifiziert nach [56]. GLUT: Glukosetransporter; SGLT: Natrium-Glukose-Cotransporter.

Die SGLT2-Transporter transportieren jeweils ein Molekül Glukose mit einem Molekül Natrium aus dem renalen Tubulussystem [2]. Dieser Prozess verläuft energieabhängig unter Verwendung von ATP. Der SGLT2-Transporter zeichnet sich hierbei durch eine hohe Transportkapazität bei einer relativ niedrigen Affinität aus. Der SGLT1-Transporter transportiert hingegen pro Molekül Glukose zusätzlich zwei Natriummoleküle und verfügt über eine geringere Transportkapazität bei einer relativ hohen Affinität [2]. Beide Transporter funktionieren komplett insulinunabhängig.

Interessanterweise deuten Untersuchungen an humanen Tubuluszellen darauf hin, dass die Expression des SGLT2-Transporters und damit auch die tubuläre Glukosetransportkapazität bei Patienten mit Typ 2-Diabetes gesteigert ist [3]. Auf diese Weise können Patienten mit Typ 2-Diabetes möglicherweise größere Mengen an Glukose aus dem Primärharn rückresorbieren, was die Hyperglykämie dieser Patienten sogar weiter aggravieren könnte.

Eine erste therapeutische Rationale für eine Hemmung der SGLT2-Transporter als therapeutisches Prinzip beim Typ 2-Diabetes ergab sich aus dem Krankheitsbild der familiären renalen Glukosurie, einer autosomal rezessiv vererbten Erkrankung, welche durch ein Fehlen von SGLT2-Transportern charakterisiert ist [4]. Patienten mit dieser Erkrankung weisen typischerweise eine milde Glukosurie von ca. 100 mg pro Tag auf, ohne dass hierbei typischerweise weitergehende strukturelle Nierenschäden entstehen.

Bereits in den 1970er Jahren konnte in Nagermodellen gezeigt werden, dass durch eine Hemmung der SGLT-Transporter eine Gukosurie induziert werden kann [5]. In initialen Experimenten wurde hierfür die Substanz Phlorizin eingesetzt, welche aus der Rinde von Apfelbäumen gewonnen werden kann [6]. Allerdings führt die Gabe von Phlorizin nicht nur zur Hemmung des SGLT2-Transporters, sondern zusätzlich auch zu einer Hemmung des SGLT1-Transporters, welcher nicht nur in der Niere, sondern auch im Darm exprimiert wird und aus diesem Grunde verstärkt zu gastrointestinalen Nebenwirkungen führt. Ferner stellte sich die orale Bioverfügbarkeit von Phlorizin als zu gering für einen dauerhaften therapeutischen Einsatz dar [6]. Allerdings bilden diese frühen Untersuchungen mit Phlorizin eine wichtige Grundlage für die spätere Entwicklung der selektiven SGLT2-Transporter.

1.1. Direkte renale Wirkungen der SGLT2-Hemmer

In klinischen Studien mit den verschiedenen SGLT2-Hemmern wurde eine zunehmende Glukosurie mit steigenden Dosen der SGLT2-Hemmer verzeichnet [7] (☞ Abb. 1.2). Hierbei ist zu bemerken, dass die therapeutische Breite der SGLT2-Hemmer dadurch limitiert ist, dass ab einer gewissen Dosis eine nahezu maximale Hemmung der verfügbaren SGLT2-Transporter erzielt wird, so dass eine darüberhinausgehende Dosissteigerung keine weitere Verbesserung der Glukosurie oder anderer Stoffwechseleffekte induziert. In einer Dosisfindungsstudie mit Dapagliflozin wurde die Wirkung von 5, 25 und 100 mg des SGLT2-Hemmers im Vergleich zu Placebo nach einem Tag sowie nach 14 Tagen untersucht. Hierbei ließ sich bereits nach einem Tag eine signifikante und dosisabhängige Steigerung der renalen Glukosurie verzeichnen [7]. Nach 14 Tagen betrug die mittlere tägliche Glukoseausscheidung mit den drei Dosierungen von Dapagliflozin 36,6, 70,1 sowie 69,9 g [8]. Ähnliche Ergebnisse wurden mit den anderen SGLT2-Hemmern erbracht [9].

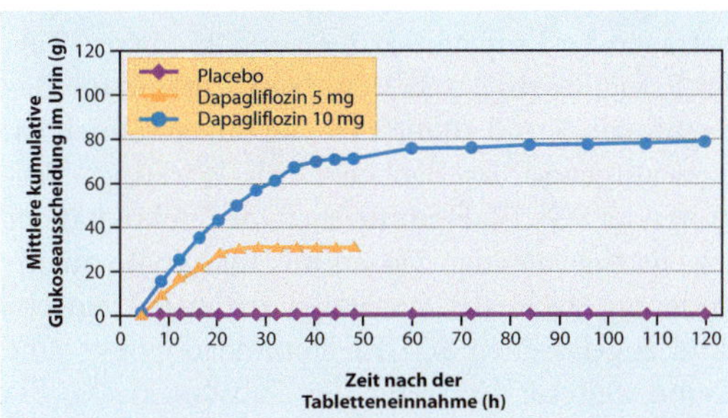

Abb. 1.2: Mittlere kumulative Glukoseausseidung im Urin nach der Einnahme von 5 mg Dapagliflozin, 10 mg Dapagliflozin oder Placebo bei stoffwechselgesunden Personen. Modifiziert nach [7].

Die detaillierten Mechanismen der renalen Effekte der SGLT2-Hemmer wurden in einer Untersuchung von DeFronzo und Mitarbeitern am Beispiel von Dapagliflozin untersucht [10]. So wurde gezeigt, dass sowohl bei stoffwechselgesunden Personen, als auch bei Patienten mit Typ 2-Diabetes in einem Bereich von bis zu ca. 10 mmol Plasmaglukose (ca. 180 mg/dl) die Rate der renalen Glukosefiltration und der tubulären Glukosereabsorption in etwa deckungsgleich verlaufen. Bei höheren Plasmaglukosekonzentrationen übersteigt die Glukosefiltrationsrate die entsprechende Glukosereabsorption, so dass es zu einer Netto-Exkretion von Glukose über den Urin kommt [10] (☞ Abb. 1.3). Nach Gabe eines SGLT2-Hemmers bleibt zwar die Glukosefiltration nahezu unverändert, allerdings wird die Glukosereabsorptionskapazität um ca. 60 % reduziert. Auf diese Weise resultiert bereits im Bereich der Normoglykämie eine signifikante Glukosurie. Ferner wurde in der Untersuchung gezeigt, dass nach der Gabe von Dapagliflozin bereits bei Blutzuckerwerten um 90 mg/dl mehr als 15 % der filtrierten Glukose im Urin erscheinen. Bei steigenden Plasmaglukosekonzentrationen steigt dieser Wert bis auf über 60 % [10]. Die Nierenschwelle, also die mittlere Glukosekonzentration, oberhalb derer Glukose im Urin erscheint, betrug bei Patienten mit Typ 2-Diabetes vor der Gabe von Dapagliflozin 196 mg/dl und sank nach der Gabe des SGLT2-Hemmers auf 21 mg/dl ab [10].

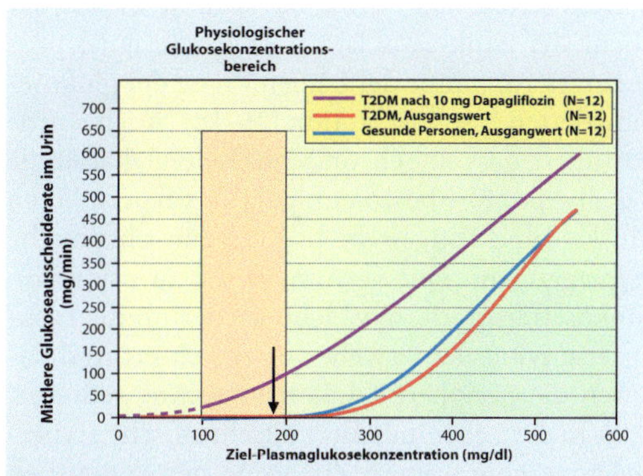

Abb. 1.3: Absenkung der Nierenschwelle durch den SGLT-2 Hemmer Dapagliflozin. Der Pfeil zeigt die Abnahme des renalen Glukosecshwellenwerte nach Dapagliflozin-Behandlung. Modifiziert nach [10].

Diese erhebliche Absenkung der Nierenschwelle mit Induktion einer renalen Glukosurie bereits im hypoglykämischen Bereich, führt zu der Frage, warum unter der Therapie mit SGLT2-Hemmern Hypoglykämien nicht gehäuft auftreten. In der Tat wäre zu erwarten, dass ein renaler Glukoseverlust bei Patienten mit bereits niedrigen oder normalen Blutzuckerwerten zur Auslösung von Hypoglykämien führen sollte. Dieser interessanten Fragestellung haben sich weitere mechanistische Studien gewidmet, in denen die Wirkung der SGLT2-Hemmer unter hypoglykämischen Clamp-Bedingungen untersucht wurden [11, 12]. Unter diesen hypoglykämischen Bedingungen kam es nach der Gabe der SGLT2-Hemmer zu einer signifikanten Steigerung der Glukagonsekretion aus den pankreatischen α-Zellen. Konsekutiv zeigte sich eine signifikante Zunahme der hepatischen Glukoseproduktion, welche wahrscheinlich die Ausbildung von Hypoglykämien unter Therapie mit SGLT2-Hemmern effektiv verhindert [11, 12]. Die Frage, ob es sich bei der Steigerung der Glukagonsekretion um einen direkten Effekt der SGLT2-Hemmer auf entsprechende Transporter in den α-Zellen handelt, wird weiterhin kontrovers diskutiert [13, 14].

1.2. Indirekte Stoffwechseleffekte der SGLT2-Hemmer

Schon seit langer Zeit ist bekannt, dass eine chronische Hyperglykämie auf unterschiedlichen Ebenen die Insulinsekretion und -wirkung beeinträchtigt ("Glukosetoxizität") [15]. So kommt es auf der Ebene der pankreatischen β-Zellen zu einer progressiven Abnahme der frühen Phase der glukoseinduzierten Insulinsekretion [16-18]. Auch wurde postuliert, dass eine chronische Hyperglykämie die β-Zell-Apoptose beschleunigt [19]. Im peripheren Muskel- und Fettgewebe bedingt eine chronische Hyperglykämie eine verminderte Expression von Glukosetransportern, welche wiederum die Insulinsensitivität der Gewebe verschlechtert und dadurch die periphere Glukoseaufnahme reduziert [20]. In der Leber induziert die chronische Hyperglykämie eine weitere Zunahme der endogenen Glukoseproduktion über die Stoffwechselwege der Glukoneogenese und Glykogenolyse [21].

Durch die Reduktion dieser chronischen Hyperglykämie können einige dieser negativen Effekte unter Gabe von SGLT2-Hemmern als Folge der renalen Glukosurie partiell normalisiert werden. So konnte mittels euglykämischer Clamp-Experimente nachgewiesen werden, dass die periphere Glukoseaufnahme des Körpers nach Behandlung mit einem SGLT2-Hemmer signifikant zunimmt [12]. Zusätzlich konnten verschiedene experimentelle Studien belegen, dass es unter Therapie mit SGLT2-Hemmern zu einer Verbesserung der Insulinsekretion kommt [22]. In einer Untersuchung mit Dapagliflozin wurde eine gesteigerte Insulinsekretion nach oraler Glukosegabe bei Patienten mit Typ 2-Diabetes nachgewiesen [22].

Auch unter hyperglykämischen Clamp-Bedingungen fand sich nach Gabe von Empagliflozin eine signifikante Steigerung der Insulinsekretion [18]. Tierexperimentelle Daten geben ferner Anlass zur Hoffnung, dass der progrediente β-Zell-Verlust beim Typ 2-Diabetes durch eine SGLT2-Hemmung aufgehalten, bzw. verzögert werden kann [23]. Allerdings fehlen diesbezüglich bislang valide Untersuchungen an humanem Gewebe.

1.3. Pharmakokinetische Eigenschaften der SGLT2-Hemmer

In Deutschland sind derzeit drei SGLT2-Hemmer für die Therapie des Typ 2-Diabetes zugelassen: Empagliflozin, Dapagliflozin und Ertugliflozin. Alle drei Präparate weisen eine sehr hohe Selektivität für den SGLT2-Transporter bei nur minimaler Hemmung des SGLT1-Transporters auf. Das jeweilige Verhältnis der Wirkung am SGLT2 zum SGLT1-Transporter beträgt für Empagliflozin 2700, für Ertugliflozin 2200 und für Dapagliflozin 1200 [24-26]. Alle drei SGLT2-Hemmer werden einmal täglich, in der Regel am Morgen, als Tablette eingenommen. Die zugelassenen Dosierungen betragen für Empagliflozin 10 und 25 mg pro Tag, für Ertugliflozin 5 und 15 mg pro Tag und für Dapagliflozin 5 und 10 mg pro Tag. Zu erwähnen ist, dass aufgrund des flachen Dosis-Wirkungs-Verlaufes der SGLT2-Hemmer sich die Effektivität der jeweils zugelassenen Dosen nur marginal voneinander unterscheidet. Zusätzlich zu den in Deutschland zugelassenen SGLT2-Hemmern gibt es eine Reihe weiterer Vertreter der Substanzklasse, die teilweise in anderen Ländern verfügbar sind. Einige dieser Präparate (z.B. Canagliflozin) weisen zusätzlich eine partielle Hemmwirkung am SGLT1-Transporter auf und führen über diesen Weg zu einer etwas stärkeren renalen Glukosurie und HbA_{1c}-Senkung [24, 27].

1.4. Klinische Effektivität der SGLT2-Hemmer

1.4.1. Blutzuckersenkende Effekte

Die blutzuckersenkenden Eigenschaften der verschiedenen SGLT2-Hemmer wurden jeweils in umfangreichen klinischen Studienprogrammen untersucht. Beim Dapagliflozin fand sich für die Dosis 10 mg/Tag in der Monotherapie bei einem HbA_{1c}-Ausgangswert von 7,8-8,0 % eine HbA_{1c}-Senkung von 0,89 % (placebokorrigiert 0,66 %) [28, 29]. Auch in der Add-on-Therapie bei Patienten mit bestehender Therapie mit Metformin, Sulfonylharnstoffen, DPP-4-Hemmern oder Insulin lag die durchschnittliche, placebokorrigierte HbA_{1c}-Senkung in einem Bereich zwischen 0,5 und 0,7 % [30-34]. Gleichzeitig wurde in den klinischen Studien der Nüchternblutzucker um ca. 30-40 mg/dl abgesenkt [30-34]. Wie bei den meisten blutzuckersenkenden Substanzen, fand sich auch hier eine stärkere HbA_{1c}-Senkung bei Patienten mit höheren Ausgangs-HbA_{1c}-Werten. So zeigte sich beispielsweise in der Monotherapie in der Subgruppe der Patienten mit Ausgangs-HbA_{1c}-Werten über 9 % eine placebokorrigierte HbA_{1c}-Senkung um 1,7 % [29]. Die blutzuckersenkenden Effekte waren auch nach längeren Studiendauern weiterhin erhalten. So betrug in der Kombinationstherapie mit Metformin der HbA_{1c}-Unterschied gegenüber der Placebogruppe nach 2 Jahren 0,8 % [29].

Beim Empagliflozin fand sich in der Monotherapie in der niedrigeren Dosis (10 mg pro Tag) eine placebokorrigierte HbA_{1c}-Senkung von 0,74 % nach 24 Wochen, bei der höheren Dosis (25 mg pro Tag) betrug die placebokorrigierte HbA_{1c}-Senkung 0,85 % [35]. Die HbA_{1c}-Senkung war nach einer Verlängerung der Studiendauer auf 76 Wochen weitestgehend erhalten [36]. Auch beim Empagliflozin war eine klare Abhängigkeit der HbA_{1c}-Senkung von den Ausgangs-HbA_{1c}-Werten zu beobachten. So betrug die HbA_{1c}-Senkung bei den Patienten mit Ausgangs-HbA_{1c}-Werten über 8,5 % 1,44, bzw. 1,43 % bei der 10 mg- und 25 mg-Dosierung [35]. Der Anteil der Patienten, die in der Monotherapie nach 24 Wochen ein HbA_{1c}-Ziel von unter 7 % erreichten, betrug in der 10 mg-Dosierung 35 % und in der 25 mg-Dosierung 44 % [35]. Auch in der Add-on-Therapie mit Metformin, Sulfonylharnstoffen, DPP4-Hemmern oder Insulin zeigten sich placebokorrigierte HbA_{1c}-Senkungen in einem Bereich von 0,6-0,7 % (jeweils für die 25 mg-Dosierung) [37-41].

Beim Ertugliflozin fanden sich in der Monotherapie placebokorrigierte HbA_{1c}-Senkungen von 1,0, bzw. 1,2 % in den Dosierungen 5 und 15 mg pro Tag [42]. Auch hier fand sich eine stärkere HbA_{1c}-Reduktion bei höheren Ausgangswerten [42]. Der Anteil der Patienten, die in der Monotherapie einen HbA_{1c} von <7 % erreichten, lag nach 26 Wochen bei 28 %, bzw. 36 % (für 5 und 15 mg pro Tag) [42]. Die Absenkung der Nüchternblutzuckerwerte betrug für die beiden Dosierungen von Ertugliflozin nach 26 Wochen 34 und 43 mg/dl, der postprandiale Blutzucker wurde um 64, bzw. 63 mg/dl abgesenkt [42]. Auch in der Kombination mit Sitagliptin zeigte sich eine placebokorrigierte HbA_{1c}-Senkung von 0,7 und 0,8 % (für die Dosierung 5 und 15 mg pro Tag) [43].

Erwähnenswert ist, dass die blutzuckersenkende Wirkung der SGLT2-Hemmer eine deutliche Abhängigkeit von der glomerulären Filtrationsrate aufweist, so dass die HbA_{1c}-Senkung bei Patienten mit Niereninsuffizienz typischerweise geringer ausfällt. So zeigte sich beispielsweise für Empagliflozin bei Patienten mit einer GFR zwischen 45 und 60 ml/min/1,73 m^2 eine Reduktion des HbA_{1c} um 0,54 % nach 24 Wochen in der 25 mg-Dosierung [44].

1.4.2. Änderung des Körpergewichtes

Beim Dapagliflozin zeigte sich in der Monotherapie nach 24 Wochen eine placebokorrigierte Abnahme des Körpergewichtes um 0,97 kg in der 10 mg-Dosierung [29]. In den Studien, in denen Dapagliflozin als Add-on-Therapie mit Metformin, Sulfonylharnstoffen oder Insulin getestet wurde, fand sich eine durchschnittliche Abnahme des Körpergewichtes um 1,5-2,0 kg [30-34]. In einer Zweijahresstudie in Monotherapie betrug der Gewichtsunterschied gegenüber Placebo nach 102 Wochen 2,6 kg [45]. In der offenen Fortsetzung einer Vergleichsstudie mit dem Sulfonylharnstoff Glipizid bei Patienten mit Metformin-Vortherapie führte die Gabe von 10 mg Dapagliflozin pro Tag nach insgesamt 4 Jahren zu einem Gewichtsunterschied von 4,4 kg [46]. Auch in der Kombinationstherapie mit Insulin zeigte sich nach zwei Jahren ein Gewichtsunterschied von 3,3 kg für die 1× tägliche Gabe von 10 mg Dapagliflozin gegenüber Placebo [47]. Begleitend zur Reduktion des Körpergewichtes wurde auch eine Reduktion des Taillenumfangs unter Therapie mit Dapagliflozin verzeichnet, welche beispielsweise in der Kombinationstherapie mit Metformin nach 102 Wochen Therapie 2,1 cm betrug [48]. In einer Substudie mit Einsatz von Kernspintomographie wurde eine vergleichbare Reduktion des viszeralen und subkutanen Fettgewebes unter Therapie mit Dapagliflozin verzeichnet [49] (☞ Abb. 1.4).

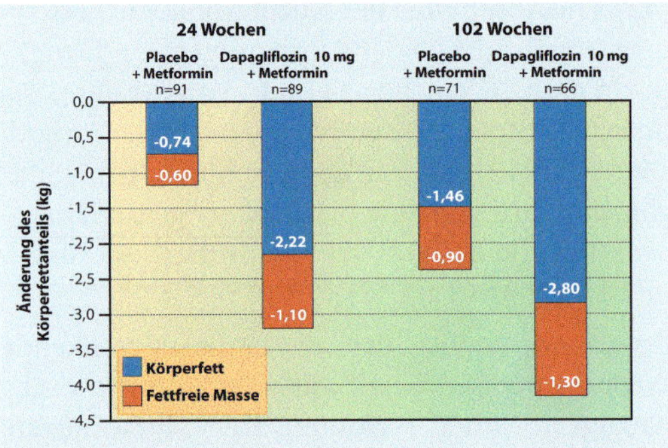

Abb. 1.4: Veränderung von Körperfett und fettfreier Masse unter Therapie mit Metformin plus Dapagliflozin versus Metformin plus Plazebo nach 24 und 102 Wochen. Modifiziert nach [48, 49].

Beim Empagliflozin wurde in der Monotherapie nach 24 Wochen eine placebokorrigierte Gewichtsreduktion von 1,9, bzw. 2,1 kg in den Dosierungen 10 und 25 mg pro Tag beobachtet [35]. In ähnlicher Weise fanden sich in den Studien in Kombinationstherapie mit Metformin, Sulfonylharnstoffen oder DPP4-Hemmern placebokorrigierte Gewichtsreduktionen in einem Bereich von 1,7-2,8 kg [37-41]. In einem Direktvergleich mit Glimepirid betrug der Gewichtsunterschied nach 104 Wochen 4,9 kg [40]. In einer Studie unter Einsatz der Dual Energy X-ray Absorptionsspektrometrie (DEXA) betrug der Fettanteil an der Gewichtsreduktion unter Therapie mit Empagliflozin ca. 90 % [40].

Beim Ertugliflozin betrug die Gewichtsreduktion in der Monotherapie nach 26 Wochen 1,8 und 2,2 kg für die Dosierungen 5 und 15 mg im Vergleich zu Placebo [42]. Auch in der Kombinationstherapie mit Metformin oder dem Sulfonylharnstoff Sitagliptin wurden Gewichtsreduktionen in einem Bereich von 2,5 bis 3,7 kg verzeichnet [50].

1.4.3. Blutdrucksenkende Effekte

Eine Absenkung des systolischen Blutdrucks wurde in den klinischen Studien mit allen verfügbaren SGLT2-Hemmern beobachtet. So betrug beispielsweise beim Dapagliflozin der Unterschied im systolischen Blutdruck nach vier Jahren im Vergleich zum Sulfonylharnstoff Glipizid 3,7 mg/dl [46]. Die blutdrucksenkende Wirkung von Dapagliflozin ist in ihrer Ausprägung vergleichbar mit anderen hypertensiven Medikamenten. In einer 12-wöchigen Vergleichsstudie mit dem Diuretikum Hydrochlorothiazid ergab sich eine Absenkung des systolischen Blutdrucks um 5,6 mmHg mit Dapagliflozin im Vergleich zu 4,9 mmHg mit Hydrochlorothiazid [51]. Ferner zeigte sich, dass die blutdrucksenkende Wirkung von Dapagliflozin bei Patienten mit vorbestehender arterieller Hypertonie ausgeprägter war als bei Patienten mit zuvor normalen Blutdruckwerten [52]. Beim Empagliflozin wurden ebenfalls Absenkungen des systolischen Blutdrucks in einem Bereich von 2,5 bis 5 mmHg in den unterschiedlichen Studien verzeichnet [36-38, 40] (☞ Abb. 1.5). Auch hier fand sich eine deutliche Abhängigkeit der blutdrucksenkenden Wirkung vom jeweiligen Ausgangswert. Ein begleitender Anstieg der Herzfrequenz wurde hierbei nicht verzeichnet [53]. Auch eine Absenkung des diastolischen Blutdrucks wurde beobachtet, wenngleich die Effektstärke deutlich geringer war als beim systolischen Blutdruck [53].

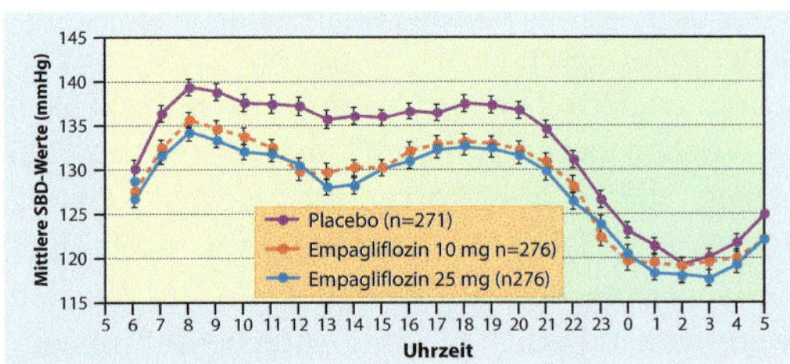

Abb. 1.5: Mittlerer systolischer Blutdrucks nach Therapie mit Empagliflozin 10 mg, Empagliflozin 25 mg oder Plazebo über 12 Wochen bei Patienten mit Typ 2-Diabetes und arterieller Hypertonie. Modifiziert nach [53].

Beim Ertugliflozin betrug in der Kombination mit Metformin die Absenkung des systolischen Blutdrucks im Vergleich zu Placebo 3,7 und 4,5 mmHg (für die Dosierung 5 und 15 mg pro Tag), beim diastolischen Blutdruck wurde eine Absenkung um 1,8 und 2,4 mmHg verzeichnet [54].

1.5. Zusammenfassung

Die verschiedenen Vertreter der Substanzklasse der SGLT2-Hemmer haben in unterschiedlichen klinischen Studien zu einer persistierenden renalen Glukosurie von ca. 50-80 g Glukose pro Tag geführt. Auf diese Weise kommt es zu einer stabilen Absenkung des Blutzuckerniveaus, welche sekundär zu Verbesserungen der peripheren Insulinsensitivität sowie der Insulinsekretion in den β-Zellen führt. Aufgrund einer möglicherweise direkten Wirkung an den pankreatischen α-Zellen kommt es ferner zu einem leichten Anstieg des Glukagons, welcher über eine diskrete Steigerung der hepatischen Glukosefreisetzung das Auftreten von Hypoglykämien verhindert. Die in Deutschland verfügbaren SGLT2-Hemmer Dapagliflozin, Ertugliflozin und Empagliflozin ähneln sich in ihren pharmakokinetischen Eigenschaften, insbesondere in Hinblick auf die Selektivität für den SGLT2-Transporter. Auch die klinische Effektivität der verschiedenen SGLT2-Hemmer ist relativ vergleichbar. Die mittlere HbA_{1c}-Senkung beträgt durchschnittlich 0,5 bis 1,0 %, wobei bei Patienten mit höheren Ausgangswerten auch stärkere HbA_{1c}-Reduktionen zu erwarten sind. Die mittlere Gewichtsreduktion liegt in einem Bereich von 1,5 bis 3,0 kg. Zusätzlich bewirken die SGLT2-Hemmer eine Absenkung des systolischen Blutdrucks in einem Bereich von 3 bis 5 mmHg.

Aufgrund dieses überzeugenden klinischen Profils sowie der begleitenden kardioprotektiven und nephroprotektiven Effekte (siehe nachfolgende Kapitel) stellen die SGLT2-Hemmer heute einen wichtigen Bestandteil der blutzuckersenkenden Therapie bei Patienten mit Typ 2-Diabetes dar [55].

1.6. Literatur

1. Bays, H. From victim to ally: the kidney as an emerging target for the treatment of diabetes mellitus. Curr Med Res Opin 25, 671-681 (2009).

2. Wright, E.M., Hirayama, B.A. & Loo, D.F. Active sugar transport in health and disease. J Intern Med 261, 32-43 (2007).

3. Rahmoune, H., et al. Glucose transporters in human renal proximal tubular cells isolated from the urine of patients with non-insulin-dependent diabetes. Diabetes 54, 3427-3434 (2005).

4. Calado, J., et al. Twenty-one additional cases of familial renal glucosuria: absence of genetic heterogeneity, high prevalence of private mutations and further evidence of volume depletion. Nephrol Dial Transplant 23, 3874-3879 (2008).

5. Rossetti, L., Smith, D., Shulman, G.I., Papachristou, D. & DeFronzo, R.A. Correction of hyperglycemia with phlorizin normalizes tissue sensitivity to insulin in diabetic rats. J Clin Invest 79, 1510-1515 (1987).

6. Ehrenkranz, J.R., Lewis, N.G., Kahn, C.R. & Roth, J. Phlorizin: a review. Diabetes Metab Res Rev 21, 31-38 (2005).

7. Komoroski, B., et al. Dapagliflozin, a novel SGLT2 inhibitor, induces dose-dependent glucosuria in healthy subjects. Clin Pharmacol Ther 85, 520-526 (2009).

8. Komoroski, B., et al. Dapagliflozin, a novel, selective SGLT2 inhibitor, improved glycemic control over 2 weeks in patients with type 2 diabetes mellitus. Clin Pharmacol Ther 85, 513-519 (2009).

9. Heise, T., et al. Safety, tolerability, pharmacokinetics and pharmacodynamics following 4 weeks' treatment with empagliflozin once daily in patients with type 2 diabetes. Diabetes Obes Metab 15, 613-621 (2013).

10. DeFronzo, R.A., et al. Characterization of renal glucose reabsorption in response to dapagliflozin in healthy subjects and subjects with type 2 diabetes. Diabetes Care 36, 3169-3176 (2013).

11. Ferrannini, E., et al. Metabolic response to sodium-glucose cotransporter 2 inhibition in type 2 diabetic patients. J Clin Invest 124, 499-508 (2014).

12. Merovci, A., et al. Dapagliflozin improves muscle insulin sensitivity but enhances endogenous glucose production. J Clin Invest 124, 509-514 (2014).

13. Bonner, C., et al. Inhibition of the glucose transporter SGLT2 with dapagliflozin in pancreatic alpha cells triggers glucagon secretion. Nat Med 21, 512-517 (2015).

14. Dai, C., et al. Dapagliflozin does not directly affect human alpha or beta cells. Endocrinology 161(2020).

15. Robertson, R.P., Harmon, J., Tran, P.O. & Poitout, V. Beta-cell glucose toxicity, lipotoxicity, and chronic oxidative stress in type 2 diabetes. Diabetes 53 Suppl 1, S119-124 (2004).

16. Robertson, R.P. Chronic oxidative stress as a central mechanism for glucose toxicity in pancreatic islet beta cells in diabetes. J Biol Chem 279, 42351-42354 (2004).

17. Abdul-Ghani, M., et al. Inhibition of renal sodium-glucose cotransport with empagliflozin lowers fasting plasma glucose and improves beta-cell function in sub-

jects with impaired fasting glucose. Diabetes 66, 2495-2502 (2017).

18. Al Jobori, H., et al. Empagliflozin treatment is associated with improved beta-cell function in type 2 diabetes mellitus. J Clin Endocrinol Metab 103, 1402-1407 (2018).

19. Maedler, K., et al. Glucose-induced beta cell production of IL-1beta contributes to glucotoxicity in human pancreatic islets. J Clin Invest 110, 851-860 (2002).

20. Baron, A.D., et al. Glucosamine induces insulin resistance in vivo by affecting GLUT 4 translocation in skeletal muscle. Implications for glucose toxicity. J Clin Invest 96, 2792-2801 (1995).

21. Fujimoto, Y., Torres, T.P., Donahue, E.P. & Shiota, M. Glucose toxicity is responsible for the development of impaired regulation of endogenous glucose production and hepatic glucokinase in Zucker diabetic fatty rats. Diabetes 55, 2479-2490 (2006).

22. Merovci, A., et al. Dapagliflozin lowers plasma glucose concentration and improves beta-cell function. J Clin Endocrinol Metab 100, 1927-1932 (2015).

23. Jurczak, M.J., et al. SGLT2 deletion improves glucose homeostasis and preserves pancreatic beta-cell function. Diabetes 60, 890-898 (2011).

24. Mudaliar, S., Polidori, D., Zambrowicz, B. & Henry, R.R. Sodium-glucose cotransporter inhibitors: effects on renal and intestinal glucose transport: From bench to bedside. Diabetes Care 38, 2344-2353 (2015).

25. Grempler, R., et al. Empagliflozin, a novel selective sodium glucose cotransporter-2 (SGLT-2) inhibitor: characterisation and comparison with other SGLT-2 inhibitors. Diabetes Obes Metab 14, 83-90 (2012).

26. Mascitti, V., et al. Discovery of a clinical candidate from the structurally unique dioxa-bicyclo[3.2.1]octane class of sodium-dependent glucose cotransporter 2 inhibitors. J Med Chem 54, 2952-2960 (2011).

27. Kuriyama, C., et al. Analysis of the effect of canagliflozin on renal glucose reabsorption and progression of hyperglycemia in zucker diabetic Fatty rats. J Pharmacol Exp Ther 351, 423-431 (2014).

28. Henry, R.R., et al. Dapagliflozin, metformin XR, or both: initial pharmacotherapy for type 2 diabetes, a randomised controlled trial. Int J Clin Pract 66, 446-456 (2012).

29. Ferrannini, E., Ramos, S.J., Salsali, A., Tang, W. & List, J.F. Dapagliflozin monotherapy in type 2 diabetic patients with inadequate glycemic control by diet and exercise: a randomized, double-blind, placebo-controlled, phase 3 trial. Diabetes Care 33, 2217-2224 (2010).

30. Nauck, M.A., et al. Dapagliflozin versus glipizide as add-on therapy in patients with type 2 diabetes who have inadequate glycemic control with metformin: a randomized, 52-week, double-blind, active-controlled noninferiority trial. Diabetes Care 34, 2015-2022 (2011).

31. Bailey, C.J., Gross, J.L., Pieters, A., Bastien, A. & List, J.F. Effect of dapagliflozin in patients with type 2 diabetes who have inadequate glycaemic control with metformin: a randomised, double-blind, placebo-controlled trial. Lancet 375, 2223-2233 (2010).

32. Strojek, K., et al. Effect of dapagliflozin in patients with type 2 diabetes who have inadequate glycaemic control with glimepiride: a randomized, 24-week, double-blind, placebo-controlled trial. Diabetes Obes Metab 13, 928-938 (2011).

33. Jabbour, S.A., Hardy, E., Sugg, J., Parikh, S. & Study, G. Dapagliflozin is effective as add-on therapy to sitagliptin with or without metformin: a 24-week, multicenter, randomized, double-blind, placebo-controlled study. Diabetes Care 37, 740-750 (2014).

34. Wilding, J.P., et al. Long-term efficacy of dapagliflozin in patients with type 2 diabetes mellitus receiving high doses of insulin: a randomized trial. Ann Intern Med 156, 405-415 (2012).

35. Roden, M., et al. Empagliflozin monotherapy with sitagliptin as an active comparator in patients with type 2 diabetes: a randomised, double-blind, placebo-controlled, phase 3 trial. Lancet Diabetes Endocrinol 1, 208-219 (2013).

36. Roden, M., et al. Safety, tolerability and effects on cardiometabolic risk factors of empagliflozin monotherapy in drug-naive patients with type 2 diabetes: a double-blind extension of a Phase III randomized controlled trial. Cardiovasc Diabetol 14, 154 (2015).

37. Haring, H.U., et al. Empagliflozin as add-on to metformin in patients with type 2 diabetes: a 24-week, randomized, double-blind, placebo-controlled trial. Diabetes Care 37, 1650-1659 (2014).

38. Haring, H.U., et al. Empagliflozin as add-on to metformin plus sulfonylurea in patients with type 2 diabetes: a 24-week, randomized, double-blind, placebo-controlled trial. Diabetes Care 36, 3396-3404 (2013).

39. Softeland, E., et al. Empagliflozin as add-on therapy in patients with type 2 diabetes inadequately controlled with linagliptin and metformin: A 24-week randomized, double-blind, parallel-group trial. Diabetes Care 40, 201-209 (2017).

40. Ridderstrale, M., et al. Comparison of empagliflozin and glimepiride as add-on to metformin in patients with type 2 diabetes: a 104-week randomised, active-controlled, double-blind, phase 3 trial. Lancet Diabetes Endocrinol 2, 691-700 (2014).

41. Rosenstock, J., et al. Impact of empagliflozin added on to basal insulin in type 2 diabetes inadequately con-

trolled on basal insulin: a 78-week randomized, double-blind, placebo-controlled trial. Diabetes Obes Metab 17, 936-948 (2015).

42. Terra, S.G., et al. Phase III, efficacy and safety study of ertugliflozin monotherapy in people with type 2 diabetes mellitus inadequately controlled with diet and exercise alone. Diabetes Obes Metab 19, 721-728 (2017).

43. Dagogo-Jack, S., et al. Efficacy and safety of the addition of ertugliflozin in patients with type 2 diabetes mellitus inadequately controlled with metformin and sitagliptin: The VERTIS SITA 2 placebo-controlled randomized study. Diabetes Obes Metab 20, 530-540 (2018).

44. Barnett, A.H., et al. Efficacy and safety of empagliflozin added to existing antidiabetes treatment in patients with type 2 diabetes and chronic kidney disease: a randomised, double-blind, placebo-controlled trial. Lancet Diabetes Endocrinol 2, 369-384 (2014).

45. Bailey, C.J., et al. Efficacy and safety of dapagliflozin monotherapy in people with Type 2 diabetes: a randomized double-blind placebo-controlled 102-week trial. Diabet Med 32, 531-541 (2015).

46. Del Prato, S., et al. Long-term glycaemic response and tolerability of dapagliflozin versus a sulphonylurea as add-on therapy to metformin in patients with type 2 diabetes: 4-year data. Diabetes Obes Metab 17, 581-590 (2015).

47. Wilding, J.P., et al. Dapagliflozin in patients with type 2 diabetes receiving high doses of insulin: efficacy and safety over 2 years. Diabetes Obes Metab 16, 124-136 (2014).

48. Bolinder, J., et al. Dapagliflozin maintains glycaemic control while reducing weight and body fat mass over 2 years in patients with type 2 diabetes mellitus inadequately controlled on metformin. Diabetes Obes Metab 16, 159-169 (2014).

49. Bolinder, J., et al. Effects of dapagliflozin on body weight, total fat mass, and regional adipose tissue distribution in patients with type 2 diabetes mellitus with inadequate glycemic control on metformin. J Clin Endocrinol Metab 97, 1020-1031 (2012).

50. Pratley, R.E., et al. Ertugliflozin plus sitagliptin versus either individual agent over 52 weeks in patients with type 2 diabetes mellitus inadequately controlled with metformin: The VERTIS FACTORIAL randomized trial. Diabetes Obes Metab 20, 1111-1120 (2018).

51. Lambers Heerspink, H.J., de Zeeuw, D., Wie, L., Leslie, B. & List, J. Dapagliflozin a glucose-regulating drug with diuretic properties in subjects with type 2 diabetes. Diabetes Obes Metab 15, 853-862 (2013).

52. Sjostrom, C.D., Johansson, P., Ptaszynska, A., List, J. & Johnsson, E. Dapagliflozin lowers blood pressure in hypertensive and non-hypertensive patients with type 2 diabetes. Diab Vasc Dis Res 12, 352-358 (2015).

53. Tikkanen, I., et al. Empagliflozin reduces blood pressure in patients with type 2 diabetes and hypertension. Diabetes Care 38, 420-428 (2015).

54. Rosenstock, J., et al. Effect of ertugliflozin on glucose control, body weight, blood pressure and bone density in type 2 diabetes mellitus inadequately controlled on metformin monotherapy (VERTIS MET). Diabetes Obes Metab 20, 520-529 (2018).

55. Buse, J.B., et al. 2019 Update to: Management of Hyperglycemia in Type 2 Diabetes, 2018. A Consensus Report by the American Diabetes Association (ADA) and the European Association for the Study of Diabetes (EASD). Diabetes Care 43, 487-493 (2020).

56. Abdul-Ghani, M.A. & DeFronzo, R.A. Inhibition of renal glucose reabsorption: a novel strategy for achieving glucose control in type 2 diabetes mellitus. Endocr Pract 14, 782-790 (2008).

Wirkung der SGLT2-Hemmer auf kardiovaskuläre Endpunkte

2. Wirkung der SGLT2-Hemmer auf kardiovaskuläre Endpunkte

Das Risiko für kardiovaskuläre Erkrankungen und ihrer Komplikationen, wie z.B. Herzinfarkt, Schlaganfall, chronische Herzinsuffizienz, Vorhofflimmern, ist bei Patienten mit Diabetes mellitus regelhaft ca. zweifach erhöht. Deswegen ist es klinisch relevant, dass die pharmakologische Hemmung des SGLT2 mit einer Reduktion zusammengesetzter kardiovaskulärer Endpunkte verbunden ist, wobei dies konsistent für alle bisher untersuchten Substanzen nur für den kardiovaskulären Endpunkt "Hospitalisierung wegen Herzinsuffizienz" belegt ist (☞ Kap. 3.). Die Indikation zur Gabe eines SGLT2-Hemmers besteht allerdings entsprechend der in den kardiovaskulären Endpunktstudien untersuchten Patientenpopulationen nicht allein bei Patienten mit einer bestehenden chronischen Herzinsuffizienz, sondern bereits bei Menschen mit klinisch manifester atherosklerotischer kardiovaskulärer Erkrankung oder entsprechend erhöhtem Risiko. Zudem senken die SGLT2-Hemmer auch numerisch das Risiko für eher atherosklerotisch bedingte Komplikationen, wie z.B. tödlicher oder nicht-tödlicher Myokardinfarkt in bestimmten Subgruppen oder nachträglichen Studienanalysen, und mögen langfristig auch hier von direktem Vorteil sein. Kürzlich wurden auch Effekte der atherosklerotischen Plaquestabilisierung durch SGLT2-Hemmer tierexperimentell und klinisch beschrieben.

2.1. Erhöhtes kardiovaskuläres Risiko bei Diabetes

Komplikationen treten bei Patienten mit Diabetes nicht nur häufiger, sondern auch früher auf, und ihre jeweilige Prognose ist schlechter als bei Menschen ohne Diabetes. Zahlreiche kohorten- und populationsbasierte Studien zeigen, dass die Diagnose Diabetes prognostisch ein "Koronaräquivalent" ist, d.h. Patienten mit Diabetes haben eine vergleichbare kardiovaskuläre Prognose wie klinisch stabile Patienten mit Myokardinfarkt in der Vorgeschichte ohne einen bekannten Diabetes. Die Dauer des Diabetes, definiert nach Selbstangabe des Patienten, hat auch eine prädiktive Wertigkeit; eine neue Analyse aus der UK Biobank mit 435.679 Teilnehmern hat dies u.a. bestätigt [1]. Das Risiko für tödliche und nicht-tödliche kardiovaskuläre Erkrankungen war bei einer Diabetesdauer von 15 Jahren und länger 2,22-fach höher als bei einer Diabetesdauer kürzer als 5 Jahre. Die Ereignisrate für den kombinierten Endpunkt MACE (kardiovaskulärer Tod oder nicht-tödlicher Myokardinfarkt oder Schlaganfall) betrug 3-4 %/Jahr in den kardiovaskulären Endpunktstudien (siehe unten) bei Typ 2-Diabetes mit klinisch stabiler kardiovaskulärer Vorerkrankung. Dies heißt, dass trotz adäquater bzw. standardisierter medizinischer Kontrollen und medikamentöser Therapien in den Studien ein aktuell weiterbestehendes "residuales" Risiko von ca. 15-20 % in 5 Jahren bzw. 30-40 % über 10 Jahre besteht.

In der *Emerging Risk Factors Collaboration* wurden individuelle Daten von insgesamt mehr als 1 Million Menschen mit mehr als 135.000 Todesfälle analysiert [2]. Das relative Risiko für Sterblichkeit war bei Vorliegen von Diabetes oder Herzinfarkt jeweils ca. zweifach erhöht, bei der Kombination fast vierfach und bei zusätzlichem Schlaganfall fast siebenfach. Wenn man nun die altersbezogene potentiell verlorene Lebenszeit berechnet, dann reduziert sich diese dramatisch je älter der Mensch ist. Das heißt, wenn man 60 Jahre ist "verliert" man z.B. 6 oder 12 Jahre wenn ein Diabetes allein oder mit einem Herzinfarkt vorliegt.

Im schwedischen nationalen Diabetesregister wurden 318.083 Patienten mit Typ 2-Diabetes mit knapp 1,6 Millionen Kontrollen über 5-6 Jahre in Bezug auf kardiovaskuläre Endpunkte und Gesamtsterblichkeit verglichen [3]. Patienten, bei denen eine Diabetesdiagnose im Alter von 40 Jahren und jünger gestellt wurde, hatten ein im Mittel zweifach (HR 2,05) erhöhtes Risiko für Gesamtsterblichkeit, 2,72-fach für kardiovaskuläre Sterblichkeit, 4,33-fach erhöhtes Koronarrisiko und 4,77-fach höheres Risiko für Herzinsuffizienz. In einer systematischen Übersicht wurden publizierte Daten der letzten 10 Jahre (2007-2017) zur Prävalenz kardiovaskulärer Erkrankungen bei fast 5 Millionen Menschen mit Diabetes zusammengefasst [4]. 32,2 % der Patienten mit Typ 2-Diabetes haben eine klinisch manifeste kardiovaskuläre Erkrankung und 14,9 % eine klinisch manifestierte

Herzinsuffizienz und 10 % einen Myokardinfarkt. In 9,9 % der Fälle war eine kardiovaskuläre Erkrankung die Ursache für den Tod, welches in diesem Falle 50,3 % der gesamten Todesrate repräsentierte.

2.1.1. Mikrovaskuläre Endpunkte erhöhen das Koronarrisiko

Da mikrovaskuläre "Endorganschäden" auch zur kardiovaskulären Risikostratifizierung berücksichtigt werden, stellt sich die Frage, ob diese zusätzlich auch das Risiko für makrovaskuläre Komplikationen erhöhen. Zu dieser Frage wurde u.a. in einer populationsbasierten Kohortenstudie von 49.027 Patienten mit Typ 2-Diabetes der Zusammenhang zwischen dem kombinierten Endpunkt, bestehend aus kardiovaskulärem Tod und nicht-tödlichen Myokardinfarkt sowie Schlaganfall, und dem kumulativen Vorliegen einer Retino-, Nephro- und peripheren Neuropathie über einen Zeitraum von 5,5 Jahren analysiert [5]. Jeder mikrovaskuläre Endorganschaden erhöhte das kardiovaskuläre Risiko jeweils um ca. 35-40 %. Die Kumulation des relativen kardiovaskulären Risikos bei Vorliegen einer, zwei oder drei mikrovaskulärer Erkrankungen erhöhte sich um 32 %, 62 % und 99 %. Ähnliche Trends zeigten sich auch für kardiovaskulären Tod, Gesamtsterblichkeit sowie Hospitalisierung wegen Herzinsuffizienz.

Daher scheint ein mikrovaskulärer Endorganschaden in der Tat ein Indikator oder auch Mediator für ein erhöhtes kardiovaskuläres Risiko zu sein. Im Falle der möglichen Rolle als Mediator wird als gemeinsames Bindeglied u.a. eine Schädigung der mikrovaskulären Strombahn inklusive einer endothelialen Dysfunktion diskutiert. Dies ist klinisch relevant, da mikrovaskuläre Komplikationen und eine endotheliale Dysfunktion durch erhöhte Blutzuckerkonzentrationen direkt beeinflusst werden können. Die klinische Manifestation von Komplikationen sowie der klinische Verlauf (Inzidenz sowie Progression) von Endorganschäden wird jedoch durch weitere Modulatoren beeinflusst [6, 7]. Letzteres mag aber auch zum kardioprotektiven Effekt von SGLT2-Hemmern beitragen, da sie in allen Studien auch die Nierenfunktion verbessern und die Progression eines Nierenschadens, z.B. Albuminurie, sowie renal bedingte klinischen Endpunkte reduzieren [8-12].

2.1.2. Effekte von SGLT2-Hemmern auf atherosklerotisch bedingte Ereignisse

Kardiovaskuläre Sicherheitsstudien sind so angelegt, dass die zu untersuchende Substanz mit Placebo verglichen wird, der zu beeinflussende Risikoparameter, in diesem Fall HbA_{1c} oder Blutzucker, aber auch im Placeboarm der Studie laut Studienprotokoll vergleichbar gesenkt werden sollte, um eine glykämische Äquivalenz zu erreichen. Mit diesem Studiendesign wird also nicht nur die Sicherheit eines therapeutischen Moleküls getestet, sondern auch seine Wirkung auf das kardiovaskuläre Risiko, unabhängig von der Blutzuckersenkung.

SGLT2-Inhibitoren sind eine Gruppe von blutzuckersenkenden Substanzen, die zu einer erhöhten Ausscheidung von Glukose im Urin führen. CVOTs (kardiovaskuläre Endpunktstudien) wurden für Canagliflozin im CANVAS-Programm [13], Dapagliflozin in DECLARE-TIMI 58 [14], Empagliflozin in EMPA-REG OUTCOME [15], Ertugliflozin in VERTIS-CV [16] und Sotagliflozin in SOLOIST-WHF [10, 11] veröffentlicht, die hier in alphabetischer Reihenfolge genannt und in Tab. 2.1 zusammengefasst sind. Im Folgenden fokussieren wir uns ausführlicher auf die Studien der Substanzen, die in Deutschland zur Verfügung stehen, dies sind in alphabetischer Reihenfolge Dapagliflozin, Empagliflozin und Ertugliflozin.

2.1.3. Kardiovaskuläre Endpunktstudien bei Patienten mit Typ 2-Diabetes

In der EMPA-REG OUTCOME-Studie [15] wurden 7020 Patienten mit einer vorbestehenden kardiovaskulären Erkrankung über eine mittlere Beobachtungszeit von 3,1 Jahren eingeschlossen und der Effekt von 10 bzw. 25 mg Empagliflozin täglich zusätzlich zur bestehenden Medikation untersucht. Der primäre Endpunkt war aus einer Kombination von kardiovaskulärem Tod und nichttödlichem Myokardinfarkt sowie Schlaganfall zusammengesetzt und wurde signifikant mit einer relativen Risikoreduktion von 14 % gesenkt; die Ereignisrate war 12,1 % in der Placebogruppe und 10,5 % unter Behandlung mit Empagliflozin. Es gab keinen Unterschied zwischen den beiden Dosierungen von Empagliflozin. Bei der Analyse der einzelnen Komponenten zeigte sich kein Effekt auf

	Placebo-Gruppen					Verum-Gruppen (Intervention mit SGLT2-Hemmern)				
	DECLARE-TIMI (n=17160)	EMPA-REG (n=7020)	VERTIS-CV (n=8246)	CANVAS (n=10142)	SOLOIST-WHF (n=1222)	DECLARE-TIMI (n=17160)	EMPA-REG (n=7020)	VERTIS-CV (n=8246)	CANVAS (n=10142)	SOLOIST-WHF (n=1222)
Anzahl [n]	8578	2333	2747	4347	614	8582	4687	5499	5795	608
männlich [n (%)]	5327 (62,1)	1680 (72,0)	1903 (69,3)	2750 (64,2)	400 (65,1)	5411 (63,1)	3336 (71,2)	3866 (70,3)	3759 (64,9)	410 (67,4)
Alter [Jahre]	64,0 ± 6,8	63,2 ± 8,8	64,4 ± 8,0	63,4 ± 8,2	70 (64–76)#	63,9±6,8	63,1 ± 8,6	64,4±8,1	63,2±8,3	69 (63–76)
Diabettes-dauer [Jahre]	10,0 (6,0–16,0)#	X	13,1 ±8,4	13,7 ±7,8	Y	11,0 (6,0–16,0)#	X	12,9±8,3	13,5±7,7	Y
Systolischer Blutdruck [mmHg]	134,8±15,5	135,8 ± 17,2	133,1±13,9	136,9±15,8	122 (112–133)#	135,1±15,3	135,3 ± 16,9	133,5±13,7	136,4±15,8	122 (111–135)#
Diastolischer Blutdruck [mmHg]	NR	76,8 ± 10,1	76,4±8,7	77,8±9,7	73 (66–80)#	NR	76,6 ± 9,7	76,8±8,3	77,6±9,6	72 (66–80)#
LDL-C [mg/dl]	NR	84,9 ± 35,3	88,8±37,7	89,6 ± 35,0	NR	NR	85,9 ± 36,0	89,3±38,5	89,6 ± 35,0	NR
Non-HDL-C [mg/dl]	NR	117,9 ± 31,8	124,4 ± 33,2	124,6	NR	NR	118,9 ± 32,3	125,2 ± 34,9	120,7 ± 31,2	NR
Metformin	7048 (82,2)	1734 (74,3)	4168 (75,8)	3378 (77,7)	320 (52,1)	7020 (81,8)	3459 (73,8)	4168 (75,8)	4447 (76,7)	320 (52,6)
eGFR [ml/min/ 1,73 m²]	85,1±16,0	73,8 ± 21,1	75,7±20,8	76,2±20,8	50,5 (40,5–64,6)#	85,4±15,8	74,2 ± 21,6	76,1±20,9	76,7±20,3	49,2 (39,5–61,2)#
UACR [mg/g]	NR	X	NR	12,1 (6,6–43,9)	NR	NR	X	NR	11,9 (6,6–36,4)#	NR
Follow-up [Jahre, Median]	4,2	3,1	3,0	2,4	0,76	4,2	3,1	3,0	2,4	0,76
3-P MACE	803 (2,4)	282 (4,4)	327 (4,0)	329 (3,2)	355 (76,3) CV-Tod/HF-Hosp,	756 (2,3)	490 (3,7)	653 (3,9)	374 (2,7)	245 (51,0) CV-Tod/HF-Hosp.
CV-Tod	249 (0,7)	137 (2,0)	184 (1,9)	134 (1,3)	58 (12,5)	245 (0,7)	172 (1,2)	341 (1,8)	161 (1,2)	51 (10,6)

	Placebo-Gruppen					Verum-Gruppen (Intervention mit SGLT2-Hemmern)				
	DECLARE-TIMI (n=17160)	EMPA-REG (n=7020)	VERTIS-CV (n=8246)	CANVAS (n=10142)	SOLOIST-WHF (n=1222)	DECLARE-TIMI (n=17160)	EMPA-REG (n=7020)	VERTIS-CV (n=8246)	CANVAS (n=10142)	SOLOIST-WHF (n=1222)
Nicht-tödlicher MI	441 (1,3)	121 (1,9)	148 (1,6)	121 (1,2)	NR	393 (1,2)	213 (1,6)	310 (1,7)	135 (1,0)	NR
Nicht-tödlicher Schlaganfall	231 (0,7)	60 (0,9)	78 (0,8)	88 (0,8)	NR	235 (0,7)	150 (1,1)	157 (0,8)	99 (0,7)	NR

Tab. 2.1: Studien-Parameter der kardiovaskulären Endpunktstudien. Die Daten werden als n (%) oder Mittelwert ± Standardabweichung (SD) angegeben. Kardiovaskuläre Ergebnisse sind als n (Rate pro 100 Patientenjahre) angegeben. NR: nicht berichtet. # Es wurde nur der Median (IQR) angegeben. *Adjustiert von 4-P MACE [399 (13,2)] auf 3-P MACE. X: EMPA-REG berichtete Diabetesdauer in Gruppen (<1, 1-5, 5-10 und >10 Jahre) und UACR (<30, 30-300, >300); LEADER eGFR (>90,60-89,30-59,<30) prozentuale Verteilung. Y: SOLO-WF berichteter Zeitpunkt der Diabetesdiagnose (bei Indexaufnahme, innerhalb von 3 Monaten vor Randomisierung, innerhalb von 6 Monaten vor Randomisierung). HF-Hosp.: Hospitalisierung wegen Herzinsuffizienz.

den nicht-tödlichen Myokardinfarkt oder Schlaganfall, hingegen wurde aber die kardiovaskuläre Sterblichkeit mit einer RRR von 38 % und hierdurch auch die Gesamtsterblichkeit signifikant gesenkt. Zudem war die Hospitalisierung wegen Herzinsuffizienz ebenfalls mit einer RRR von 35 % deutlich niedriger, ein Effekt der bereits nach wenigen Wochen signifikant wurde. Im CANVAS-Programm primär [13] reduzierte der SGLT2-Hemmer Canagliflozin ebenfalls das Risiko für den kombinierten kardiovaskulären Endpunkt (kardiovaskulärem Tod, nicht-tödlichem Myokardinfarkt oder Schlaganfall) signifikant um 14 %. Damit war das Konzept einer kardialen Risikoreduktion durch eine zweite Substanz bestätigt und es stellte sich nun die Frage, ob dieses Wirkprinzip auch bei einer dritten Substanz und vor allem auch bei Patienten mit niedrigerem kardialen Risiko beobachtet werden kann. In der DECLARE-TIMI 58-Studie wurden 17.160 Patienten mit Typ 2-Diabetes im Design einer kardiovaskulären Sicherheitsstudie über im Mittel 4,2 Jahre mit und ohne Dapagliflozin 10 mg untersucht. 10.186 dieser Patienten hatte keine atherosklerotische Vorerkrankung [14]. Die primäre Sicherheitsanalyse bestätigte Nicht-Unterlegenheit von Dapagliflozin für MACE *(Major Cardiovascular Events)* und in der primären Wirksamkeitsanalyse zeigte sich eine signifikant geringe Ereignisrate für den kombinierten Endpunkt kardiovaskulärer Tod und Hospitalisierung für Herzinsuffizienz (HHF), wobei dieses Ergebnis wesentlich durch die HHF bedingt war. In der VERTIS CV-Studie [16] zeigte Ertugliflozin in ca. 8000 Patienten mit Typ 2-Diabetes und manifester kardiovaskulärer Vorerkrankung kardiovaskuläre Sicherheit in Bezug auf MACE und ebenfalls eine signifikante Risikoreduktion in Bezug auf den präspezifizierten Endpunkt Herzinsuffizienz.

2.1.4. Myokardinfarkt und Schlaganfall versus Hospitalisierung wegen Herzinsuffizienz

Zusammenfassend zeigen diese kardiovaskulären Endpunktstudien in mehr als 40.000 Patienten mit Diabetes eine kardiovaskuläre Sicherheit (Ertugliflozin) bzw. Überlegenheit für Empagliflozin, Dapagliflozin, Canagliflozin und Sotagliflozin und alle senkten signifikant die Hospitalisierungsrate wegen Herzinsuffizienz, die unabhängig von der kardiovaskulären oder antidiabetischen Begleitmedikation war. Zudem war dieser kardioprotektive Effekt auch unabhängig vom Ausgangswert des HbA_{1c}. Demzufolge wird die Gabe bei Patienten mit kardiovaskulärer Erkrankung oder hohem Risiko unabhängig von der gegenwärtigen Stoffwechseleinstellung des Diabetes empfohlen. Wegen des HbA_{1c}-unabhängigen Effektes auf die Herzinsuffizienz und auch der Reduktion einer weiteren progressiven Abnahme der eGFR sowie klinisch renaler Endpunkte bei Patienten mit vorbestehender chronischer Niereninsuffizienz [8-12], stellte sich die Frage, ob SGLT2-Hemmer auch primär bei Patienten mit chronischer Herzinsuffizienz – oder auch Niereninsuffizienz – unabhängig vom Vorliegen eines Diabetes zu einer Prognoseverbesserung führen. Für Patienten mit chronischer Herzinsuffizienz ist dies auch für Patienten ohne Diabetes für Dapagliflozin [17] und Empagliflozin [18, 19] gezeigt, für Patienten mit chronischer Niereninsuffizienz und ohne Diabetes für Dapagliflozin [12].

Tab. 2.1 zeigt allerdings, dass bei der Analyse der Einzelkomponenten der zusammengesetzten klinischen Endpunkte, der "Treiber" für die Signifikanz die Hospitalisierung für Herzinsuffizienz war, wohingegen die Ereignisraten für die atherosklerotisch bedingten Komplikationen, wie nicht-tödlicher Myokardinfarkt und Schlaganfall nur geringgradig numerisch und statistisch ohne Signifikanz beeinflusst wurden (☞ Abb. 2.1).

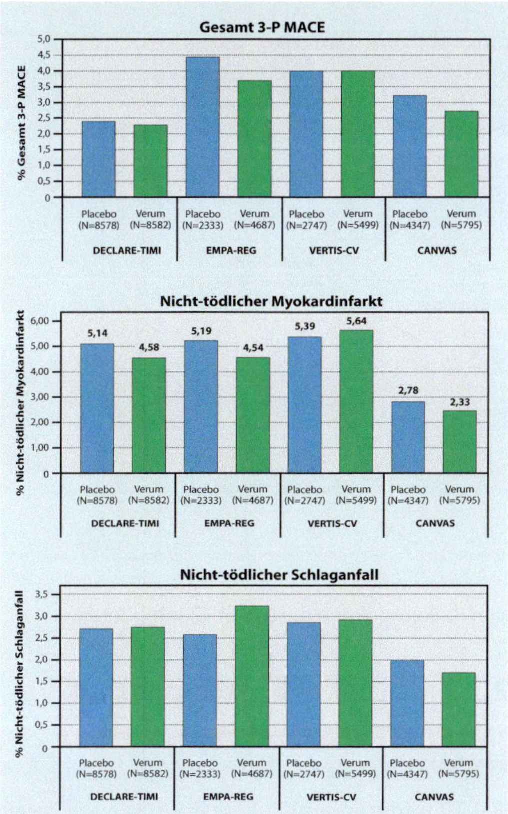

Abb. 2.1: Darstellung der absoluten Inzidenzraten in den Placebo- und Verumgruppen für Gesamt MACE sowie nicht-tödlichen Myokardinfarkt und Schlaganfall.

Die Studiendesigns der aufgeführten kardiovaskulären Endpunktstudien mit SGLT2-Hemmern wurden allerdings getrieben durch ein Erstereignis für die Hospitalisierung für Herzinsuffizienz, so dass möglicherweise klinische Effekte auf Endpunkte die seltener in der untersuchten Patientenpopulation auftreten, wie z.B. Myokardinfarkt, oder auch länger als die Studiendauer brauchen, um einen Vorteil zu zeigen, nicht detektiert werden [20]. Insofern ist es interessant, dass Furtao et al. [21] eine Subanalyse von 3586 Patienten mit vorbestehendem Myokardinfarkt der DECLARE-Studie durchführten, die zeigte, dass Dapagliflozin im Vergleich zu Placebo das relative Risiko für einen MACE signifikant um 16 % mit einer absoluten Risikoreduktion von 2,6 % gesenkt hat. In der SCORED-Studie wurde kürzlich der Effekt von Sotagliflozin auf atherosklerotische Endpunkte, d.h. Myokardinfarkt und Schlaganfall in Patienten mit Typ 2-Diabetes und chronischer Nierenerkrankung nachträglich untersucht und beim ACC 2022 vorgestellt [22]. In dieser Studie waren 10.584 Patienten mit einem mittleren Alter von 69 Jahren eingeschlossen und über 24 Monate verfolgt. Die Studie musste wegen der COVID19-Pandemie frühzeitig abgebrochen werden. Der ursprüngliche gemeinsame primäre Endpunkt enthielt die Rate schwerer kardiovaskulärer Ereignisse (kardiovaskulärer Tod, Myokardinfarkt und Schlaganfall) und trat unter Sotagliflozin in 8,4 % auf im Vergleich zu 8,9 % in der Placebogruppe; dies entspricht einer signifikant niedrigeren relativen Risikoreduktion von 16 %. In der Gruppe von Patienten, die bereits eine kardiovaskuläre Erkrankung in der Vorgeschichte hatten, waren die Ereignisrate mit 13,4 % in der Sotagliflozin- versus 15,8 % in der Placebo-Gruppe signifikant niedriger. Dasselbe gilt für die Risikoreduktion bei Menschen ohne vorbestehende kardiovaskuläre Erkrankung, die Rate war allerdings insgesamt mit 6,7 % versus 7,6 % geringer. Die Gesamtzahl für Myokardinfarkte war signifikant niedriger in der mit Sotagliflozin behandelten Gruppe mit kardialer Vorerkrankung und numerisch galt dies auch für die Gesamtzahl der Schlaganfälle. Eine kürzliche Metaanalyse von mehr als 100 klinischen Studien weist ebenfalls auf einen möglichen atherosklerotischen Benefit hin [23], wobei mögliche Unterschiede zwischen SGLT2- versus SGLT1/2-Inhibitoren weiter analysiert werden müssten.

Ein weiterer klinisch möglicherweise relevanter Endpunkt ist das Auftraten von Vorhofflimmern. Dies wurde bisher zwar in den Endpunktsstudien nicht systematisch erfasst, aber erste Nachanalysen diesbezüglich liegen nun vor. In der DECLARE-TIMI 58-Studie wurde der Effekt von Dapagliflozin auf das Erstereignis und die Gesamtzahl von Vorhofflimmern oder -flattern untersucht und zwar auch in denen, bei denen es bereits bekannt war (N=1116) [24]. Das relative Risiko war unter Behandlung mit Dapagliflozin um 19 % reduziert (Ereignisrate über 4 Jahre war 3,7 % in der Placebogruppe und 3,0 % in der Verumgruppe) und unabhängig von einer Vorgeschichte des Vorhofflimmerns. Kürzlich ist eine systematische Übersichtsarbeit mit einer Metaanalyse von 20 randomisierten Studien mit mehr als 63.000 Patienten der Frage nach gegangen, ob SGLT2-Hemmer das Risiko für Vorhofflimmern und Schlaganfall redu-

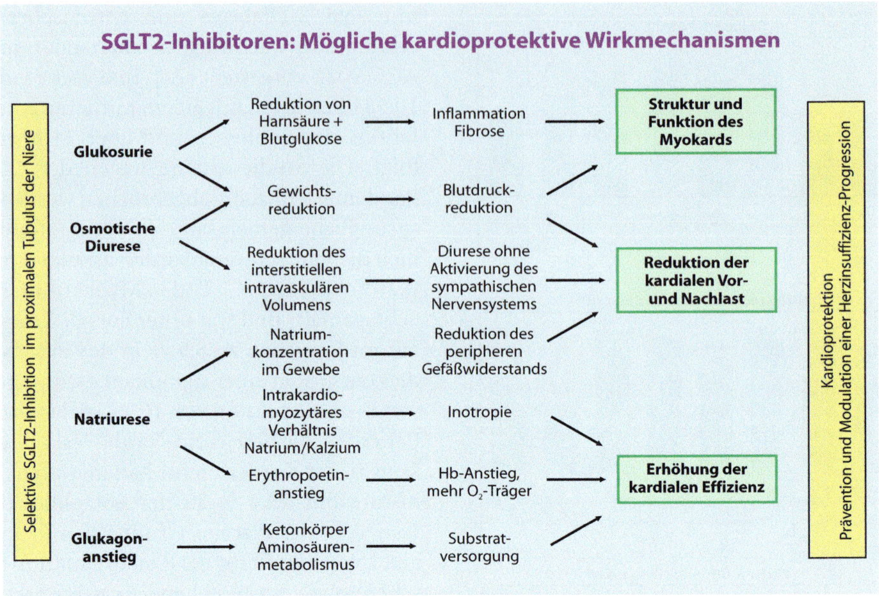

Abb. 2.2: Aktuelle Mechanismen und Konzepte zur kardialen Risikoreduktion durch SGLT2-Inhibitoren.

zieren (7 Studien mit 28.824 Patienten für Dapagliflozin, 7 Studien mit 17.440 Patienten für Canagliflozin, 5 Studien mit 9.082 Patienten für Empagliflozin, 1 Studie mit 8.246 Patienten für Ertugliflozin) (Zheng et al. 2021). Behandlung mit einem SGLT2-Hemmer war signifikant mit einem um 18% niedrigerem Risiko für Vorhofflimmern assoziiert, wobei das Risiko für einen Schlaganfall nicht reduziert wurde (Risiko 0,99). Ein geringeres Auftreten von Vorhofflimmern unter einer Diabetesbehandlung mit SGLT2-Hemmern versus DPP4-Hemmern wurde auch in versorgungsnahen Daten von mehr als 12.000 Patienten beobachtet [25].

Wichtig zu erwähnen ist noch der Endpunkt kardiovaskuläre Sterblichkeit. Dieser Endpunkt ist in aller Regel eine Komponente des sogenannten MACE; war aber signifikant nur in der EMPA-REG OUTCOME-Studie mit Empagliflozin reduziert worden (☞ Tab. 2.1). Bei Patienten mit chronischer Herzinsuffizienz wurde die kardiovaskuläre Sterblichkeit für Dapagliflozin signifikant reduziert [17] und numerisch für Empagliflozin [18]. Wahrscheinlich hängt die kardiovaskuläre Sterblichkeit sehr von der operativen Definition und Erfassung in den Studien sowie klinisch wahrscheinlich auch von weiteren Faktoren ab, die bisher unzureichend untersucht worden sind, wie z.B. auch der sogenannten *Frailty* [26].

2.2. Mögliche kardioprotektive Wirkmechanismen der SGLT2-Hemmer

SGLT2 transportiert Glukose im Austausch gegen Natrium im proximalen Tubulus der Niere und reabsorbiert ca. 90 % der 180 g Glukose, die normalerweise täglich im Primärharn gefiltert werden (für eine Übersicht siehe [27-30]). SGLT2-Inhibitoren hemmen den Transporter selektiv mit hoher Affinität um durchschnittlich ca. 40-60 %. Diese Hemmung führt zu einer Glukosurie, einer damit verbundenen osmotischen Diurese, einer verstärkten Natriurese und einem Anstieg des Glukagonspiegels. Abb. 2.2 fasst die wichtigsten Wirkmechanismen zusammen und skizziert, wie man sich die kardio-renoprotektiven Effekte einer SGLT2-Hemmer-Therapie derzeit vorstellt.

Die Glukosurie führt zu einem Kalorienverlust, ca. 70-80 g über 24 Stunden, entsprechend ca. 300 kcal, und einer Gewichtsreduktion von ca. 2-3 kg, die zur Hälfte auf die Reduktion der Fettmasse zurückzuführen ist. Die andere Hälfte ist auf die osmotische Diurese von ca. 300 ml/24 Stunden zurückzuführen. Diese führt in Kombination mit der Natriurese, im Gegensatz zu Diuretika, zu einer interstitiellen Flüssigkeits- und Natriummobilisation ohne signifikante Reduktion des intravasalen

Volumens und damit nicht zu einer Aktivierung des sympathischen Nervensystems oder einer Erhöhung der Pulsfrequenz. Diese Effekte bewirken auch eine Reduktion des peripheren Gefäßwiderstandes und in Kombination eine Blutdrucksenkung von 4-6 mmHg systolisch (1-2 mmHg diastolisch), die bei erhöhten Blutdruckwerten oder in Kombination mit Diuretika noch stärker ausgeprägt sein kann.

Darüber hinaus können die Natriurese und möglicherweise die direkte Interaktion der SGLT2-Hemmer im Myokard mit dem Natrium-Protonen-Austauscher-1 (NHE-1) das intrazelluläre Verhältnis von Natrium und Kalzium günstig verändern. Die gesteigerte Natriurese, auch durch zusätzliche Hemmung von tubulärem NHE-3, führt wahrscheinlich indirekt in der Medulla der Niere zu einem höheren Sauerstoffverbrauch und damit renal zu einer vermehrten Bildung von Erythropoetin und einer Steigerung der Bildung von roten Blutkörperchen und dem Sauerstoffträger Hämoglobin. In einer Mediationsanalyse der kardiovaskulären Endpunktstudie von Empagliflozin scheint dies für das Verständnis des beobachteten Effekts auf die Kardioprotektion klinisch relevant zu sein [31].

Die Erhöhung des Glukagonspiegels durch SGLT2-Inhibitoren geht mit einer etwa zweifachen Erhöhung der Konzentration von Ketonkörpern während der Therapie einher. Ketonkörper wiederum können wirksame Substrate (insbesondere α-Hydroxybutyrat) für den Herzmuskel sein und möglicherweise auch zu einem veränderten Metabolismus von verzweigtkettigen Aminosäuren im Herzmuskel führen [32], der bei der diabetischen Kardiomyopathie gestört sein kann [33]. Zusammenfassend führt die Therapie mit SGLT2-Inhibitoren zu einer schnellen und effektiven Vor- und Nachlastsenkung des Herzens sowie möglicherweise zu einer klinisch relevanten günstigen Veränderung des Stoffwechsels und der intrakardiomyozytären Elektrolyte, wodurch die Struktur und Funktion des Myokards stabilisiert und die Arbeitseffizienz erhöht wird.

Neben den genannten Hypothesen der Reduktion der kardialen Vor- und Nachlast beinhaltet eine neuere Hypothese metabolische Adaptationen. Unter SGLT2-Inhibitor-Behandlung kommt es zu einem erhöhten Kalorienverlust und einem etwa zweifachen Anstieg des Glukagonspiegels mit einem konsekutiven Anstieg der Ketonkörper. Diese endokrin-metabolischen Veränderungen sorgen sowohl für eine bessere energetische Substratverwertung für das Herz als auch für die Umstellung des Stoffwechsels auf einen Zustand des chronischen Hypometabolismus und des Wasserentzugs. Dieser Zustand wird langfristig durch eine entsprechende Anpassung der Energiehomöostase bzw. der Stoffwechselrate und der Wasserkonservierung kompensiert. Dieser Anpassungsprozess, "Ästivation" genannt, ist evolutionär konserviert und ermöglicht die Anpassung an Energie- und Wassermangel [30]. Diese durch SGLT2-Hemmung induzierte Stoffwechselumstellung könnte eine Rolle bei der verbesserten Funktion und verringerten Schadensprogression verschiedener Organe spielen, am ausführlichsten klinisch nachgewiesen für Herz und Niere.

2.2.1. Mögliche Plaquestabilisierung durch SGLT2-Hemmung

Indirekte klinische Evidenz einer Rolle der SGLT2-Transporter für mögliche Plaquestabilität bei Menschen mit Diabetes wurde in einer Analyse gefunden, in der Plaques in Proben von Endarterektomien von Carotiden von 296 Patienten ohne und 227 Betroffenen mit Diabetes untersucht wurden. 97 Patienten mit Diabetes wurden im Mittel über 16 Monate bereits mit einem SGLT2-Hemmer behandelt und aus dieser Gruppe wurden 87 Patienten durch *"propensity score matching"* 87 Patienten mit Diabetes und ohne SGLT2-Hemmer-Behandlung zugeordnet. Klinisch war über 2 Jahre der zusammengesetzte Endpunkt bestehend aus Schlaganfall, TIA, Myokardinfarkt und Tod in der Gruppe, die mit einem SGLT2-Hemmer behandelt wurde, signifikant geringer. Ihre Plaques zeigten im Vergleich zu Nicht-SGLT2-Hemmer behandelten Menschen mit Diabetes u.a. einen höheren Kollagengehalt und eine geringere Inflammation, was histologisch für eine Stabilisierung der Plaque spricht [34]. Entsprechend hat sich in einer kürzlichen tierexperimentellen Studie in dem Atherosklerosemodell der Maus (ApoE–/–), die das sogenannte *"tandem stenosis"*-Modell der Carotiden verwendet haben, gezeigt, dass in diesen Mäusen Behandlung mit dem SGLT2-Hemmer Dapagliflozin ebenfalls zu einer Plaquestabilisierung u.a. durch Kollagenakkumulation führte [35]. Neben indirekten Effekten der SGLT2-Hemmer, mit einer kardiovaskulären Risikoreduktion einhergehen könnten, wie z.B. Senkung des arteriellen Blutrucks, des Körpergewichts mit Verminderung der viszeralen Fettgehalts sowie möglicherweise des Sympathikotonus und der Gefäßsteifigkeit, sind auch direkte Effekte auf Mechanismen der Stabilität atherosklerotischer Plaque beschrieben, die z.B. die Funktion der Endothelzellen verbessern, den oxidativen Stress reduzieren und anti-inflammatorisch wirken (für Übersichten, siehe [36-38]. All diese Effekte zusammen könnten vor einer Progression der Atherosklerose schützen.

2.3. Zusammenfassung

Neue Leitlinien und klinische Empfehlungen zur Therapie des Typ 2-Diabetes inklusive der Nationalen Versorgungsleitline 2021 [39] sind patientenzentriert und evidenzbasiert [39, 40-44], d.h. konkret, nicht das HbA_{1c}, sondern das klinische Bild und Risiko für kardio-renale Komplikationen steht im Vordergrund der Therapieentscheidungen. Das primäre Therapieziel bei Patienten mit hohem oder sehr hohem kardiovaskulärem Risiko ist Organprotektion und Prognoseverbesserung.

Wird mit einem SGLT2-Hemmer oder GLP-1-RA begonnen, wird der jeweils andere evidenzbelegte Kombinationspartner bei nicht erreichtem individuellem HbA_{1c}-Ziel als Therapieeskalation hinzugefügt. Falls der Patient bereits sein individuelles HbA_{1c}-Ziel erreicht hat, sollte geprüft werden, ob die blutzuckersenkende Kombination von Medikamenten bereits einen SGLT2-Hemmer oder GLP-1-RA beinhaltet; falls nicht, sollte eine entsprechende Medikation ausgetauscht oder das HbA_{1c}-Ziel ggf. auch abgesenkt bzw. wegen des kardioprotektiven Effektes beider Substanzklassen ggf. nicht weiter berücksichtigt werden [40].

2.3.1. SGLT2-Hemmer: Statine des 21. Jahrhunderts

Die SGLT2-Hemmer senken nicht nur den Blutzucker, sondern haben unabhängig vom Ausgangs-HbA_{1c} in den kardiovaskulären Endpunktstudien die primären kardiovaskulären Endpunkte gesenkt, so dass dies in einer kürzlichen Metaanalyse einen nachhaltigen und robusten Effekt zeigt [20]. Herausragend hierbei sind die relative Reduktion um 32 % (30 % bei ASCVD und 37 % ohne) der Hospitalisierung für Herzinsuffizienz (☞ Kap. 3.) und um 38 % der renalen Endpunkte (36 % bei ASCVD und 40 % ohne), die daher im Wesentlichen auch unabhängig von einer bereits bestehenden ASCVD bestanden. Wie oben diskutiert, waren die Effekte auf die atherosklerotischen Endpunkte Myokardinfarkt oder Schlaganfall nicht so stark ausgeprägt, wobei hierbei zu bedenken ist, dass die klinischen Endpunktstudien durch die Zeit bis zum ersten Ereignis getrieben werden. Da in aller Regel die Hospitalisierung wegen Herzinsuffizienz frühzeitig und häufiger in die Studie ist, könnte es sein, dass im Verlauf der relativen kurzen Studiendauer die atherosklerotischen Endpunkte nicht signifikant geworden sind. Daher sind die experimentellen und mechanistischen Daten interessant, die zeigen, dass SGLT2-Hemmer möglicherweise die Stabilisierung atherosklerotischer Plaques erhöhen und damit langfristig auch hier einen Benefit haben könnten. Die Indikation zur Therapie mit SGLT2-Hemmern wird aber weiterhin nicht nur bei manifester Herzinsuffizienz gestellt, sondern auch bei bereist erhöhtem kardio-renalem Risiko. Diese Indikation ergibt sich aus den in den Studien untersuchten Patientenpopulationen, die offensichtlich auch ein sehr hohes Risiko für Herzinsuffizienz haben. Die signifikante Reduktion der kardiovaskulären Sterblichkeit oder auch Gesamtsterblichkeit für Empagliflozin in der EMPA-REG OUTCOME-Studie oder für Dapagliflozin in DAP-HF und DAPA-CKD mag von der Patientenpopulation abhängen, wobei möglicherweise andere Faktoren noch als ASCVD eine Rolle spielen. In diesem Sinne ist es interessant, dass die größte Analyse der prognostischen Bedeutung von *"Frailty"* mit der kardiovaskulären Sterblichkeit verbunden ist; dies ist unseres Wissens für die kardiovaskulären Endpunktstudien mit SGLT2-Hemmern bisher nicht untersucht bzw. publiziert. Erhöhte *"Frailty"*, die in der bisher größten Analyse an mehr als 3 Millionen Menschen im Alter ≥65 Jahren mit einem validierten Index basierend auf 31 Items in Bezug auf das kardiovaskuläre Risiko untersucht wurde, zeigte, dass diese mit kardiovaskulärem Tod unabhängig einer zugrundeliegenden kardiovaskulären Erkrankung korrelierte [26].

Die grundlegenden Erfolge der SGLT2-Hemmer in Bezug nicht nur der Senkung des Blutzuckers, sondern auch – unabhängig davon – der Reduktion der Herzinsuffizienz, Nephropathie und kardiovaskulärer Komplikationen, hat die klinische Praxis grundlegend verändert. In diesem Sinne postuliert Eugene Braunwald, ein Nestor der weltweiten Kardiologie, dass die SGLT2-Hemmer die "Statine des 21. Jahrhunderts" werden [45].

2.4. Literatur

1. Li F-R, Yang H-L, Zhou R et al. Diabetes duration and glycaemic control as predictors of cardiovascular disease and mortality. Diabetes Obes Metab 2021;23:1361-70.

2. Danesh J for The Emerging Risk Factors Collaboration. Association of cardiometabolic multimorbidity with mortality. JAMA 2015;314:52-60.

3. Sattar N, Rawshani A, Franzen S et al. Age at diagnosis of type 2 diabetes mellitus and associations with cardiovascular and mortality risks. Circulation 2019;139:2228-2237.

4. Einarson TR, Acs A, Ludwig C, Panton UH. Prevalence of cardiovascular disease in type 2 diabetes: a systematic literature review of scientific evidence from across the world in 2007-2017. Cardiovasc Diabetol 2018;17:83.

5. Brownrigg JRW, Hughes CO, Burleigh D et al. Microvascular disease and risk of cardiovascular events among individuals with type 2 diabetes: a population-level-cohort study. Lancet Diabetes Endocrinol 2016;4:588-97.

6. Climie RE, Gallo A, Picone DS et al. Measuring the interaction between the macro- and micro-vasculature. Frontiers in Cardiovasc Med 2019.

7. Ziegler T, Rahmnann FA, Jurisch V, Kupatt C. Atherosclerosis and the capillary network; pathophysiology and potential therapeutic strategies. Cells 2020;50.

8. Wanner C, Inzucchi SE, Lachin JM, Fitchett D, von Eynatten M, Mattheus M, Johansen OE, Woerle HJ, Broedl UC, Zinman B; EMPA-REG OUTCOME Investigators. N Engl J Med. 2016;375:323-34.

9. Perkovic V, Jardine MJ, Neal B et al. Canagliflozin and renal outcomes in type 2 diabetes and nephropathy. N Engl J Med 2019;380:2295-2306

10. Bhatt DL, Szarek M, Pitt B et al. Sotagliflozin in patients with diabetes and chronic kidney disease. N Engl J Med 2020.

11. Bhatt DL, Szarek M, Steg PG et al. Sotagliflozin in patients with diabetes and recent worsening heart failure. N Engl J Med 2020.

12. Heerspink HJL, Stefansson BV, Correa-Rotter R et al. Dapagliflozin in patients with chronic kidney disease. N Engl J Med 2020;383:1436-46.

13. Neal B, Perkovic V, Mahaffey KW et al. Canagliflozin and cardiovascular and renal events in type 2 diabetes. N Engl J Med 2017;377:644-657

14. Wiviott SD, Raz I, Bonaca MP et al. Dapagliflozin and cardiovascular outcomes in type 2 diabetes. N Engl J Med 2019;380:347-357

15. Zinman B, Wanner C, Lachin JM et al. Empagliflozin, cardiovascular outcomes, and mortality in type 2 diabetes. N Engl J Med 2015;373:2117-2128

16. Cannon CP, pratley R, Dagogo-Jack S et al. Cardiovascular outcomes with ertugliflozin in type 2 diabetes. N Engl J Med 2020;383:1425-35.

17. McMurray JJV, Solomon SD, Inzucchi SE, et al. Dapagliflozin in patients with heart failure and reduced rejection fraction. N Engl J Med 2019.

18. Packer M, Anker SD, Butler J et al. Cardiovascular and renal outcomes with empagliflozin in heart failure. N Engl J Med 2020;383:1413-24.

19. Anker SD, Butler J, Filippatos G et al. Empagliflozin in Heart Failure with a Preserved Ejection Fraction. New Engl J Med 2021;385:1451-1461.

20. McGuire DK, Shih WJ, Cosentino F et al. Association of SGLT2 inhibitors with cardiovascular and kidney outcomes in patients with type 2 diabetes. A meta-analysis. JAMA Cardiol 2021;6:148-158.

21. Furtao RHM, Bonaca MP, Raz I et al. Dapagliflozin and cardiovascular outcomes in patients with type 2 diabetes mellitus and previous myocardial infarction. Subanalysis from DECLARE-TIMI 58 Trial. Circulation 2019;139:2516-2527

22. Bhatt DL et al. Effetcs of sotagliflozin on cardiovascular and renal events in patients with type 2 diabetes andmoderate renal impairment who are at cardiovascular risk-SCORED. American College of Cardiology meeting 2022, presentation Apr 02.

23. Teo YN, Ting AZH, Teo YH et al. Effects of Sodium/Glucose Cotransporter 2 (SGLT2) inhibitors and combined SGLT1/2 inhibitors on cardiovascular, metabolic, renal, and safety outcomes in patients with diabetes: A network meta-analysis of 111 randomized controlled trials. Am J Cardiovasc Drugs 2022.

24. Zelniker TA, Bonaca MP, Msenzon O et al. Effect of Dapagliflozin on atrial fibrillation in patients with type 2 diabetes emllitus. Circulation 2020; 141: 1227-1234.

25. Zheng R-J, Wang Y, Tang J-N et al. Association of SGLT2 inhibitors with risk of atrial fibrillation and stroke in patients with and without type 2 diabetes: a systematic review and meta-analysis of randomized controlled trials. J Cardiovasc Pharmacol 2021;79:e145-52.

26. Shrauner W, Lord EM, Nguyen X-M et al. Fraility and cardiovascular mortality in more than 3 million US veterans. Eur Heart J 2022;43:818-826.

27. Heerspink HJL, Perkins BA, Fitchett DH et al. Sodium glucose cotransporter-2 inhibitors in the treatment of diabetes mellitus. Circulation 2016;134:752-772.

28. Lytvyn Y, Bjornstad P, Udell JA et al. Sodium glucose cotransporter-2 inhibition in heart failure. Circulation 2017;136:1643-1658.

29. Verma S, McMurray JJV. SGLT2 inhibitors and mechanisms of cardiovascular benefit: a state-of-the-art review. Diabetologia 2018;(10):34-43.

30. Marton A, Kaneko T, Kovalik J-P et al. Organ protection by SGLT2 inhibitors: role of metabolic energy and water conservation. Nature Rev Nephrol 2021;17:65-77.

31. Inzucchi SE, Zinman B, Fitchett D et al. How does empagliflozin reduce cardiovascular mortality? Insights from a mediation analysis of the EMPA-REG OUTCOME trial. Diabetes Care 2018;41:36-363.

32. Kappel BA, Lehrke M, Schütt K et al. Effect of empagliflozin on the metabolic signature of patients with type 2 diabetes mellitus and cardiovascular disease. Circulation 2017;136:969-972.

33. Wanner C, Marx N. SGLT-2 inhibitors: the future treatment of type 2 diabetes mellitus and other chronic diseases. Diabetologia 2018;61:2134-2139.

34. DÓnofrio N, Sardu C, Trotta MC et al. Sodium-glucose co-transporter2 expression and inflammatory activity in diabetic atherosclerotic plaques: effects of sodium-glucose co transporter2 inhibitot treatment. Mol Metab 2021;54:101337.

35. Chen Y-C, Jandeleit-Dahm K., Peter K. Sodium-glucose co-transporter 2 (SGLT2) inhibitor dapagliflozin stabilizes diabetes-induced atherosclerotic plaque instability. J Am Heart Assoc 2022;11.

36. Yanai H, Katsuyama H, Hamasaki H et al. Sodium-glucose cotransporter 2 inhibitors: possible anti-atherosclerotic effects beyond glucose lowering. J Clin Med Res 2016;8:10-14.

37. Chen S, Coronel R, Hollmann MW et al. Direct cardiac effects of SGLT2 inhibitors. Cardiovasc Diabetol 2022; 21:45.

38. Yu J, Hirai T, Koya D, Kitada M. Effects of SGLT2 inhibitors on atherosclerosis: Lessons from cardiovascular clinical outcomes in type 2 diabetes patients and basic researches. J Clin Med 2022; 11:137.

39. NVL (Träger BÄK, KBV, AWMF). Nationale Versorgungs Leitlinie Typ-2-Diabetes. 2021; 2. Auflage, Version 1; AWMF Register Nr. nvl-001.

40. Davies MJ, DÁlessio DA, Fradkin J, Kernan WN,, Mathieu C, Mingrone G, Rossing P, Tsapa A, Wexler DJ, Buse JB. Management of hyperglycemia in type 2 diabetes, 2018. A consensus report by the American Diabetes Association (ADA) and the European Association for the Study of Diabetes EASD. Diabetologia 2018;61:2461-2498 und Diabetes Care 2018;41:2669-2701.

41. Consentino F, Grant PJ, Aboyans V et al. 2019 ESC guidelines on diabetes, pre-diabetes, and cardiovascular diseases developed in collaboration with the EASD. Eur heart J 2019.

42. Buse JB, Wexler DJ, Tsapas A et al. 2019 update to: Mangement of hyperglycemia in type 2 diabetes, 2018. A consensus report by the American Diabetes Association (ADA) and the European Association for the Study of Diabetes (EASD). Diabetologia 2020;63:221-228 und Diabetes Care 2020;43:487-493.

43. Landgraf R, Aberle J, Birkenfeld AL et al. Therapie des Typ-2-Diabetes. Diabetologie und Stoffwechsel 2021;16 (Supplement):S168-206.

44. American Diabetes Association. Standards in Medical Care in Diabetes – 2022. Pharmacological Approaches to glycaemic treatment. Diabetes Care 2022;45 (Suppl 1):S125-143.

45. Braunwald E. SGLT2 inhibitors: the statins of the 21st century. Eur Heart J 2022;43:1029-1030.

SGLT2-Hemmer in der Behandlung der Herzinsuffizienz

3. SGLT2-Hemmer in der Behandlung der Herzinsuffizienz

SGLT2-Hemmer haben sich zu einer weiteren Säule der medikamentösen Herzinsuffizienz (HF)-Therapie entwickelt. Die Vorteile von SGLT2-Hemmer bei HF sind unabhängig vom glykämischen Status des Patienten. In diesem Kapitel werden die wichtigsten klinischen Daten zur SGLT2-Hemmer-Therapie bei HF zusammengefasst, mögliche Wirkmechanismen dargestellt und praktische Aspekte der Therapie diskutiert. In Deutschland sind aktuell Dapagliflozin und Empagliflozin zur Behandlung der systolischen HF zugelassen, auf denen daher der Fokus liegt. Ergebnisse mehrerer großer, randomisierter, placebokontrollierter Studien mit SGLT2-Hemmern lieferten überzeugende Beweise für eine Reduktion kardiovaskulärer Ergebnisse, zu denen auch die Reduktion von Krankenhausaufenthalten wegen HF (HHF = *Hospitalisation for Heart Failure*) gehörten. Diese Beobachtungen bildeten die Grundlage für spezifische Studien mit HF-Patienten.

So war EMPA-REG OUTCOME *(Empagliflozin, Cardiovascular Outcomes, and Mortality in Type 2 Diabetes)* [1] die erste SGLT2-Hemmer-Studie zur Beeinflussung kardiovaskulärer Ereignisse, in die 7020 Patienten mit Typ 2-Diabetes mellitus und etablierter kardiovaskulärer Erkrankung eingeschlossen wurden. Die Studie zeigte eine 14-prozentige Reduktion von MACE (*Major Adverse Cardiac Events*: kardiovaskulärem Tod, nicht tödlichem MI und Schlaganfall), eine 38-prozentige Reduktion der kardiovaskulären Mortalität, eine 32-prozentige Reduktion der Gesamtmortalität und eine 32-prozentige Reduktion von HHF. Post-hoc-Analysen ergaben, dass Empagliflozin kardiovaskuläre Ereignisse unabhängig von einer früheren klinischen Diagnose einer HF [2], dem Ausgangsrisiko für HF [3] oder dem Ausgangsrisiko für kardiovaskuläre Ereignisse [4] reduzierte.

Das CANVAS *(Canagliflozin Cardiovascular Assessment Study)*-Programm [5] schloss 10.142 Patienten mit Typ 2-Diabetes mellitus und Herz-Kreislauferkrankungen oder kardiovaskulären Risikofaktoren auf. In CANVAS wurde eine 14-prozentige Reduktion der MACE dokumentiert. Nur etwa 14 % der eingeschlossenen Patienten hatten eine HF. Der Nutzen der Canagliflozin-Therapie war in allen HF-Kategorien gleich [6], besonders profitierten Patienten mit einer HF-Anamnese [7].

An DECLARE-TIMI 58 *(Dapagliflozin Effect on Cardiovascular Events – Thrombolysis in Myocardial Infarction 58)* nahmen 17.160 Patienten mit Typ 2-Diabetes mellitus und nachgewiesener kardiovaskulärer Erkrankung oder Risikofaktoren teil. Dapagliflozin reduzierte in dieser Studie nicht die Inzidenz des MACE [8], jedoch die Inzidenz der HHF signifikant um 27 % (9). Eine Post-hoc-Untersuchung zeigte, dass Dapagliflozin HHF bei Patienten ohne HFrEF-Anamnese reduzierte und die kardiovaskuläre und Gesamtmortalität bei Patienten mit HFrEF verringerte [10]. Eine Metaanalyse der ersten drei CVOTs ergab, dass SGLT2-Hemmer das Risiko für kardiovaskulären Tod oder HHF um 23 % senkte, unabhängig von einer dokumentierten HF-Anamnese [11], besonders profitierten Patienten mit eingeschränkter Nierenfunktion.

3.1. SGLT2-Hemmer bei Herzinsuffizienz

3.1.1. Herzinsuffizienz bei Patienten mit reduzierter Ejektionsfraktion (HFrEF)

EMPA-REG OUTCOME [1], CANVAS [6] und DECLARE [8] dokumentierten also die günstigen Effekte bezüglich einer Reduktion der HHF in einem breiten Studienkollektiv. Diese Daten bildeten die Grundlage für spezifische Studien, in denen nur HI-Patienten einschlossen.

DAPA-HF *(Dapagliflozin and the Prevention of Adverse outcomes in Heart Failure)* war die erste SGLT2-Hemmer-Studie, in der nur Patienten mit systolischer Herzinsuffizienz (HFrEF) eingeschlossen wurde; 4744 Patienten mit NYHA II-IV-Symptomen und einer linksventrikulären Ejektionsfraktion (LVEF) von ≤40 % wurden zu Placebo- oder Dapagliflozin-Therapie randomisiert [12]. Dapagliflozin zeigte in dieser Studie eine 26-prozentig Reduktion des zusammengesetzten Endpunkts aus kardiovaskulärer Mortalität, HHF oder notfallmäßigen Vorstellung mit der Notwendigkeit einer intravenösen Diuretikagabe. Die Häufigkeit des kardiovaskulären Todes wurde um 18 % verringert. Diese günstigen Ergebnisse wurden sowohl bei Patienten mit als auch ohne Typ 2-Diabetes mellitus gefunden. Post-hoc-Analysen zeigten, dass Dapaglilflozin günstige Effekt unabhängig von Diuretika [13], Mineralokortikoidrezeptor-Antagonisten (MRA) [14] oder Sacubitril/Valsartan [15] bewirkte. Dapagliflozin reduziert außerdem die Häufigkeit der (ersten und wiederkehrenden) HHF [16] sowie die Intensivierung einer ambulanten HF-Therapie [17]. Die Ergebnisse der DAPA-HF-Studie führten zu einer neuen FDA-Zulassung für Dapagliflozin zur Senkung des Risikos für kardiovaskuläre Mortalität und HHF bei Personen mit HFrEF (NYHA II-IV) im Mai 2020.

EMPEROR-REDUCED *(Empagliflozin Outcome Trial in Patients with Chronic Heart Failure and Reduced Ejection Fraction)* schloss 3730 Patienten mit NYHA II-IV-Symptomen und einer EF von ≤40 % ein [18]. Es zeigte sich eine 25-prozentige Reduktion des kombinierten Endpunktes für kardiovaskulären Tod und HHF. Die Inzidenz von kardiovaskulärem Tod oder Gesamtsterblichkeit wurde jedoch nicht signifikant beeinflusst. Die günstigen Ergebnissen wurden sowohl bei Patienten mit und ohne Typ 2-Diabetes mellitus gefunden. Empagliflozin zeigte auch eine Verringerung der Gesamtzahl der stationären und ambulanten HF-Episoden [19] sowie eine frühe und anhaltende Verbesserung des *Kansas City Cardiomyopathy Questionnaires – Clinical Summary Score* (KCCQ-CSS) [20]. Empagliflozin ist zur Behandlung der HF in Deutschland zugelassen.

SOLOIST-WHF *(Effect of Sotagliflozin on Cardiovascular Events in Type 2 Diabetes Patients. Diabetes Post-Worsening Heart Failure)* untersuchte die Wirksamkeit von Sotagliflozin bei Personen mit Typ 2-Diabetes mellitus und HFrEF oder HFpEF, die wegen HF stationär im Krankenhaus behandelt werden mussten [21]. Die Studie mit 1222 Patienten (79 % mit einer LVEF von <50 %) zeigte eine 29-prozentige Verringerung des zusammengesetzten Risikos von kardiovaskulärem Tod, HHF oder dringendem Krankenhausaufenthalt wegen HF, mit einem signifikanten Unterschied bereits nach 28 Tagen. Die Analyse der kombinierten Daten von SOLOIST-WHF und SCORED *(Effect of Sotagliflozin on Cardiovascular and Renal Events in Patients with Type 2 Diabetes and Moderate Renal Impairment Who are at Cardiovascular Risk)* [22] zeigte eine 27-prozentige Verringerung des kardiovaskulären Todes, des HHF oder einer dringenden HF-Behandlung. Diese Senkung war unabhängig vom Typ der HF.

3.1.2. Herzinsuffizienz bei Patienten mit erhaltener Ejektionsfraktion (HFpEF)

Sotagliflozin war das erste Medikament, für das in einer kombinierten Analyse von SOLOIST-WHF und SCORED ein Nutzen bei HFpEF dokumentiert wurde, ohne dass diese Studie jedoch primär darauf angelegt war, Patienten mit HFpEF zu untersuchen [21, 22].

Die EMPEROR-PRESERVED *(Empagliflozin Outcome Trial in Patients with Chronic Heart Failure with Preserved Ejection Fraction)*-Studie [23] hingegen untersuchte 5988 Patienten mit einer EF von mehr als 40 %, NYHA II-IV-Symptomen und einem HHF innerhalb der letzten 12 Monate. Nach einer medianen Nachbeobachtungszeit von 26,2 Monaten zeigte Empagliflozin eine signifikante Verringerung des Risikos für kardiovaskuläre Todesfälle und HHF (HR 0,79; 95 % CI 0,69-0,90), wobei HHF (HR 0,71; 95 % CI 0,60-0,83) signifikant reduziert wurde, die Inzidenz des kardiovaskulären Todes (HR 0,91; 95 % CI 0,76-1,09) jedoch nicht. Der Nutzen von Empagliflozin wurde bei Diabetikern und Nicht-Diabetikern dokumentiert und war am stärksten bei Patienten mit einer Ejektionsfraktion von <60%.

Die nephroptotektive Wirkung von Empagliflozin (Reduktion als dauerhafte Abnahme der GFR oder die Notwendigkeit einer Nierenersatztherapie) wurde in EMPEROR-POOLED [24] untersucht, einer prospektiven, gepoolten Analyse von EMPEROR-REDUCED und EMPEROR-PRESERVED. In der gepoolten Analyse wurde eine Reduktion von Nierenendpunkten um ca. 20 % RRR beobachtet (2,8 % gegenüber 3,5 % für Empagliflozin im Vergleich zu Placebo). Der nephroprotektive Effekt wurde jedoch ausschließlich bei Patienten mit HFrEF gesehen.

Empagliflozin stellt daher eine neue therapeutische Option für die Behandlung der symptomatischen diastolischen HF dar. Die aktuelle Zulassung für Empagliflozin umfasst daher die symptomatische HF ohne Einschränkung auf einen spezifischen Phänotyp.

DELIVER *(Dapagliflozin Evaluation to Improve the Lives of Patients with Preserved Ejection Fraction)* [25] ist die nächste große Studie zu SGLT2-Hemmern und HFpEF, die voraussichtlich 2022 abgeschlossen sein wird.

3.2. Mögliche Wirkmechanismen bei Patienten mit Herzinsuffizienz

SGLT2-Hemmer beeinflussen eine Vielzahl sowohl von klassischen klinischen Parametern (☞ Abb. 3.1) als auch extramyokardialen molekularen Systemen (☞ Abb. 3.2), die unabhängig von der primären antihyperglykämischen Aktivität synergistisch und kardioprotektiv wirken [26]. Aufgrund der vielfältigen Mechanismen ist davon auszugehen, dass es nicht den einen zentralen Wirkmechanismus der Protektion gibt, der eine Kaskade von Mechanismen anstößt, sondern dass die meisten Mechanismen parallel ablaufen und zur Kardioprotektion führen.

3.2.1. Gewichtsreduktion und verbesserte Kontrolle der Hyperglykämie

Die Therapie mit SGLT2-Hemmern führt zu einer Gewichtsreduktion bei Diabetikern von bis zu 2,7 kg und bei Nicht-Diabetikern von ca.1,3 kg (Placebo-bereinigt) [27, 28]. Ein Zusammenhang mit der Reduktion der HF-Ereignisse ist unklar, die geringe Gewichtsreduktion macht eine Schlüsselfunktion unwahrscheinlich.

Eine Verbesserung des HbA_{1c} bei Patienten mit Typ 2-Diabetes mellitus von ca. 0,8 % [29] ist dokumentiert, bei Patienten ohne Diabetes mellitus ist keine relevante Beeinflussung der Glukosehomöostase dokumentiert worden. Bei beiden Patientengruppen wurde jedoch eine erhebliche Verbesserung der Prognose dokumentiert. Ein relevanter Effekt der blutzuckersenkenden Wirkung der SGLT2-Hemmer auf die Reduktion der HF-Endpunkte ist daher unwahrscheinlich.

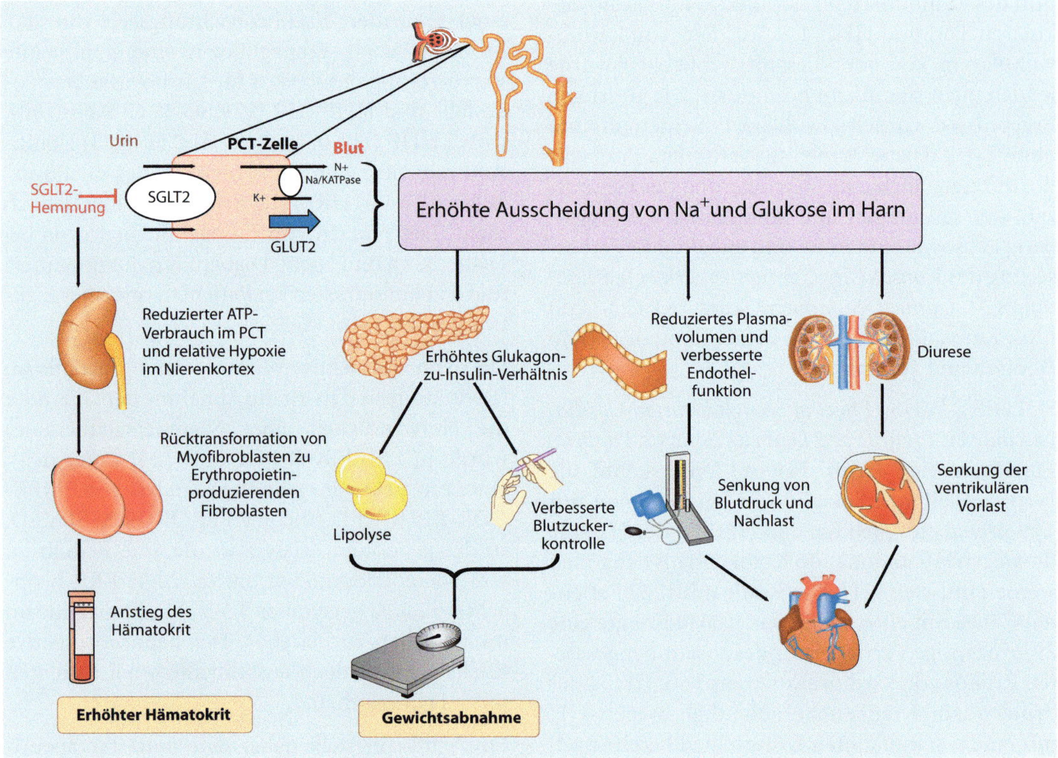

Abb. 3.1: Schematische Darstellung der konventionellen Wirkmechanismen von SGLT2-Hemmern. ATP: Adenosintriphosphat; GLUT: Glukosetransporter; PCT: Proximaler konvolutierter Tubulus; SGLT: Natrium-Glukose-Co-Transporter.

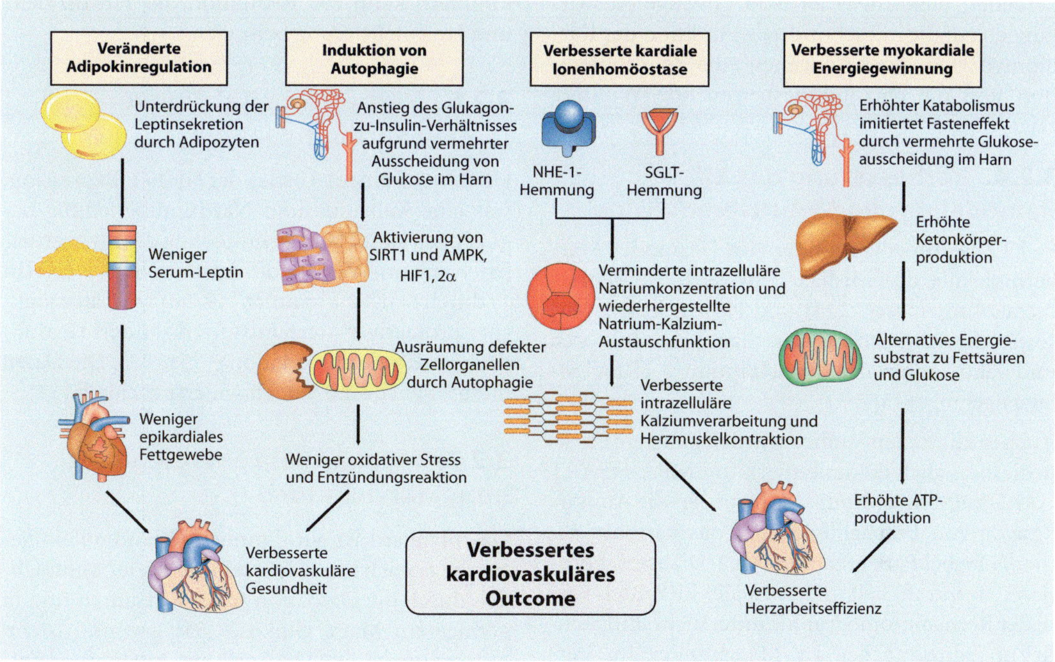

Abb. 3.2: Schematische Darstellung der vorgeschlagenen neuen Wirkmechanismen von SGLT2-Hemmern bei Herzinsuffizienz.
AMPK: Adenosin-Monophosphat-aktivierte Proteinkinase; HIF: Hypoxie-induzierbarer Faktor; NHE: Natrium-Wasserstoff-Austauscher; SGLT: Natrium-Glucose-Co-Transporter; SIRT: Sirtuin.

3.2.2. Diuretischer und blutdrucksenkender Effekt

SGLT2-Hemmer führen zu einer Erhöhung der Urinproduktion um ca. 300 ml/Tag für ca. 3 Monate [30-32]. Die frühe Trennung der Kurven für HHF bei DAPA-HF, EMPEROR-REDUCED [12, 18] und EMPEROR-PRESERVED [23] innerhalb der ersten Wochen könnte daher möglicherweise durch eine verstärkte Diurese erklärt werden, da die diuretische Wirkung von SGLT2-Hemmern schnell einsetzt [33]. Die Bedeutung der diuretischen Wirkung für die Prognoseverbesserung wird jedoch kritisch diskutiert: der diuretische Effekt ist vorübergehend, bei akuter Dekompensation fehlt ein Effekt (EMPA-RESPONSE-AHF [34]), und NTproBNP wird nicht rasch und deutlich gesenkt, was bei einer diuretischen Entstauung und Reduktion des linksventrikulären enddiastolischen Drucks zu erwarten gewesen wäre [35].

Der blutdrucksenkende Effekt der SGLT2-Hemmer ist gering, der Blutdruck wird um ca. 2,5 mmHg bzw. 1,5 mmHg gesenkt wird [36]. Es ist daher unwahrscheinlich, dass die erheblichen günstigen Effekte auf die geringe Blutdrucksenkung zurückzuführen sind.

3.2.3. Zunahme des Hämatokrits

SGLT2-Hemmer erhöhen die Produktion von Erythropoetin und führen zu einer Erhöhung des Hämatokrits [37]. Eine Mediationsanalyse deutet darauf hin, dass ein Anstieg des Hämatokrits (der auch aus einer Hämokonzentration resultieren kann) für mehr als die Hälfte des in der EMPA-REG OUTCOME-Studie beobachteten Mortalitätsvorteils verantwortlich sein könnte [38]. Die zugrundeliegenden Mechanismen des Hämatokritanstiegs sind komplex. Eine mögliche Rolle spielt die Aktivierung von SIRT1 durch SGLT2-Hemmer, die dann über Induktion des Hypoxie-induzierbaren Faktor-2α (HIF-2α) [39, 40], einem Hypoxiesensor und Schlüsselregulator der Erythropoetinproduktion [41, 42] zu einer Zunahme des Hämatokrit führt, die letztlich die mitochondriale Funktion verbessert. Die erhöhte EPO-Produktion in der Niere kann auch zu einem systemischen Organschutz führen, da es als zirkulierendes, pleiotropes Zytokin günstige Auswirkungen auf die mitochondriale Funktion der Kardiomyozyten, die Angiogenese, die Zellproliferation und die entzündungshemmende Wirkung zeigt [37].

3.2.4. Verbesserung des LV-Remodelings und Fibrosereduktion

SGLT2-Hemmer vermindern im Tiermodell Markermoleküle der kardiale Fibrose [43], Matrixmetalloproteinase 7 [44] und Fibronektin 1 [44] sowie die Aktivierung der Signaltransduktoren und -aktivatoren der Transkription 3 (STAT3)-Signalgebung [45].

Auch in klinischen Studien wurden günstige Effekte diesbezüglich dokumentiert. In EMPA-HEART CARDIOLINK-6-Studie [46] wurden die Auswirkungen von Empagliflozin auf das kardiale Remodeling bei Patienten mit Typ 2-Diabetes, koronarer Herzkrankheit und normaler EF mittels kardialer Kernspintomographie untersucht. Empagliflozin reduzierte den LV-Massenindex im Vergleich zu Placebo nach 6 Monaten (–2,6 versus –0,01 g/m², p=0,01). Auch in EMPA-TROPISM *(Are the "Cardiac Benefits" of Empagliflozin Independent of Its Hypoglycemic Activity)* wurde der Effekt von Empagliflozin auf Parameter des kardialen Remodeling bei 84 nicht-diabetischen Personen mit symptomatischer HFrEF untersucht (mittlere EF ca. 37 %) [47]. Empagliflozin reduzierte den linksventrikulären enddiastolischen Druck, das linksventrikuläres enddiastolische (LVEDV) und das linksventrikuläre endsystolische Volumen (LVESV) (–25,1 versus –1,5 ml bzw. –26,6 versus –0,5 ml; beide p=0,001) signifikant. Außerdem wurde die EF verbessert, die LV-Masse vermindert und die 6-Minuten-Gehstrecke verbessert [47]. Diese günstigen Effekte auf die kardiale Geometrie stellen einen wesentlichen Mosaikstein im Bild der Kardioprotektion dar.

3.2.5. Reduktion von Vorhofflimmern

Eine aktuelle Metaanalyse dokumentiert eine relative Risikoreduktion für das Auftreten von Vorhofflimmern oder Vorhofflattern von 24 % [48]. Verbesserung von Remodeling und Reduktion der kardialen, insbesondere der atrialen Fibrose, könnte eine Erklärung der Reduktion der Inzidenz von Vorhofflimmern durch SGLT2-Hemmer darstellen. Die Reduktion der Inzidenz von Vorhofflimmern kann zur Reduktion der HF-Inzidenz und Hospitalisierung beitragen.

3.2.6. Verbesserte Kalziumverarbeitung in Kardiomyozyten

HF führt zu einem Anstieg der NHE-1-Expression, was eine Kalzium- und Natriumüberladung begünstigen kann. Die Beeinflussung des myokardialen Natrium-Wasserstoff-Austauschers-1 (NHE-1) durch SGLT2-Hemmer [49, 50] wird als möglicher protektiver Mechanismus diskutiert (Reduktion der Kalziumüberladung) [51, 52]. Die Daten diesbezüglich sind jedoch widersprüchlich [53].

3.2.7. Myokardiale Energiegewinnung durch Ketone

Das Myokard ist ein Omnivor. Während ein gesundes erwachsenes Herz seine Energie hauptsächlich durch die Oxidation freier Fettsäuren und in geringerem Maße Glukose [54] gewinnt, ist im herzinsuffizienten Myokard der Anteil der Energiegewinnug durch Ketone aufgrund der höheren metabolischen Effizienz deutlich erhöht [54-57]. Der Beitrag einer SGLT2-Hemmer-induzierten Erhöhung der Fettsäureoxidation und Ketogenese zur Kardioprotektion wird widersprüchlich diskutiert [58, 59]. Im Schweinemodell wurde allerdings eine Reduktion des Remodeling und eine Zunahme der Energiegewinnung durch eine Steigerung der Oxidation von Ketonkörpern, Fettsäuren und verzweigtkettigen Aminosäuren als myokardiales Substrat gezeigt [60].

3.2.8. Anti-inflammatorische Effekte

SGLT2-Hemmer hemmen Entzündungen und reduzieren den oxidativen Stress auf vielfältigen Wegen: eine verringerte Ablagerung kardiotoxischer Lipide und verringerte Konzentrationen von Entzündungsmediatoren und Zytokinen wie Interleukin-1, Interleukin-6, Nuclear Factor-Kappa B, Tumor-Nekrose-Faktor und hochempfindliches CRP [61-65] wurden dokumentiert. Der spezifische Beitrag der entzündungshemmenden Wirkung von SGLT2-Hemmern zur Verringerung der kardiovaskulären und renalen Komplikationen ist jedoch unklar, ein Zusammenhang mit der Reduktion von fibrotischen kardialen Geweben ist denkbar.

3.2.9. Reduzierung des viszeralen Fettgewebes, sowohl epikardial als auch nicht-epikardial

SGLT2-Hemmung reduziert nachweislich nicht-epikardiales viszerales und subkutanes Fett [66] und damit die durch Fett vermittelte Entzündung durch Beeinflussung der Makrophagenaktivität und Reduktion von proinflammatorischen Zytokinen [67-69]. Die Reduktion von epikardialem Fett und die Reduktion der direkten Wirksamkeit von Zytokinen auf das Myokard könnte zu einer Reduktion kardialer Fibrose beitragen [70].

3.2.10. Renale Effekte

Herz und Niere beeinflussen sich gegenseitig und stellen eine Hauptachse in der Wirkung der SGLT2-Hemmer bei Patienten mit HF dar. Der Hauptmechanismus beruht auf der Aktivierung der tubuloglomerulären Rückkopplung, die auf die erhöhte Natriumzufuhr zur Macula densa zurückzuführen ist, und eine Vasokonstriktion der afferenten Arterien sowie eine Senkung des intraglomerulären Drucks bewirkt. Dies führt zu einer Reduktion der Hyperfiltration und der damit einhergehenden Schädigungen. Dieser Effekt ist für den anfänglichen Abfall der eGFR durch SGLT2-Hemmer verantwortlich. Diese Wirkung vermindert aber mittelfristig den Rückgang der eGFR und das Fortschreiten der Albuminurie. Weitere nephroprotektive Aspekte sind die Reduktion der sympathischen Überaktivierung, die verstärkte Ausscheidung von Harnsäure, renaler antiinflammatorische Effekte und mitochondrialer Schutz durch SGLT2-Hemmung [71]. Für eine detaillierte Beschreibung der renalen Effekte der SGLT2-Hemmung siehe Kap. 4..

3.2.11. Autophagie

Unter Autophagie wird ein Prozess verstanden, der es der Zelle ermöglicht, toxische Zellinhaltsstoffe und defekte zelluläre Komponenten abzuräumen. Experimentelle Untersuchungen zeigen, dass Komponenten der Autophagie durch SGLT2-Inhibition aktiviert werden (z.B. SIRT1, HIF-1α), was möglicherweise einen protektiven Effekt dieser Therapie bei Patienten mit HF darstellt [72-74].

3.3. Klinische Anwendung von SGLT2-Hemmern bei Herzinsuffizienz

In der aktuellen Leitlinie [75] der europäischen Kardiologengesellschaft wird die Therapie mit Dapagliflozin oder Empagliflozin zur Behandlung der systolischen HF (LVEF kleiner gleich 40 %) empfohlen (Empfehlungsgrad I). Diese Therapie sollte grundsätzlich zu einer optimal medikamentösen Therapie mit ACE-Hemmern/ARNI, Betablockern und Mineralokortikoid-Rezeptorantagonisten erfolgen. Allerdings ist das starre Schema einer sequenziellen Therapie durch eine rasche, simultane Therapie mit diesen vier Medikamentengruppen ersetzt worden. Dies soll dazu führen, dass möglichst viele Patienten möglichst schnell optimal behandelt werden und nicht die Therapieoptimierung durch ein kompliziertes Eskalationsschema verschleppt wird.

Die Kombination dieser vier Medikamente führt zu einer erheblichen Verbesserung der Prognose von Patienten mit systolischer HF [76] und gilt als neuer Goldstandard in der Therapie dieser Patienten (☞ Abb. 3.3). Es sollte allerdings berücksichtigt werden, dass die medikamentöse Therapie der HFrEF mit den vier o.g. Medikamentenklassen nur die primäre und grundlegende Therapie darstellt. Natürlich entbindet dies nicht von der Verpflichtung zur Identifikation der Ursachen und der ursächlichen Therapie der systolischen HF (z.B. Revaskularisation der koronaren Herzerkrankung, Klappentherapie) und dem Einsatz additiver Therapien (z.B. Defi/CRT-Systeme) bei entsprechender Indikation (☞ Abb. 3.4) [77]. Dem Hausarzt kommt eine besondere Rolle zu, da die meisten Patienten mit systolischer HF regelmäßig durch den Hausarzt gesehen werden und nur zu einem geringen Umfang vom Kardiologen [78]. Dies bedeutet, dass der Hausarzt bei jedem Patienten mit bekannter systolischer HF darauf achten sollte, ob die o.g. Vierer-Kombination tatsächlich auch eingesetzt wird.

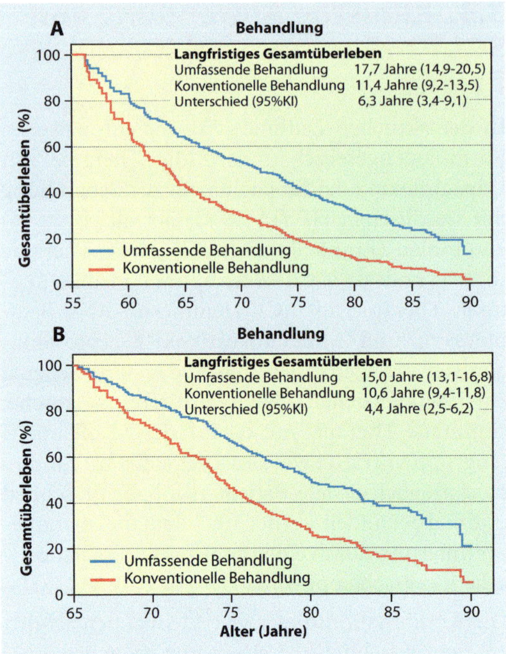

Abb. 3.3: Langfristiges Gesamtüberleben mit umfassender krankheitsmodifizierender Therapie. Therapie im Vergleich zur konventionellen Therapie. Kaplan-Meier-Schätzkurven für Patienten ab einem Alter von 55 Jahren (**A**) und 65 Jahren (**B**) für das Gesamtüberleben. Die verbleibende Lebenszeit wurde anhand der Fläche unter der Überlebenskurve bis zu einem Maximum von 90 Jahren geschätzt. Umfassende Therapie (simuliert) bestand aus einem ARNI, β-Blocker, MRA und SGLT2-Inhibitor; die konventionelle Therapie (EMPHASIS-HF6 Kontrollgruppe) bestand aus einem ACE-Inhibitor oder ARB und β-Blocker.
ARB: Angiotensin-Rezeptor-Blocker; ARNI: Angiotensin-Rezeptor-Neprilysin-Hemmer; MRA: Mineralokortikoidrezeptor-Antagonist.

Die Therapie mit SGLT2-Hemmern erfolgt unabhängig vom Diabetesstatus. Die diuretischen/natriuretischen Eigenschaften der SGLT2-Hemmer können zu einer verstärkten Diurese führen, dies insbesondere in Kombination mit einer schleifendiuretischen Therapie. Daher sollte dies in der Dosierung der Schleifendiuretika gegebenenfalls berücksichtigt werden. Die Dosierung sowohl für Empagliflozin als auch Dapagliflozin beträgt 10 mg pro Tag, eine Dosisanpassung ist nicht erforderlich. Für Empagliflozin ist die Therapie ab einer GFR von 20 ml/min und für Dapagliflozin ab einer GFR von 30 ml/min zugelassen. Eine geringe Reduktion der glomerulären Filtrationsrate ist üblich, und sollte in keinem Fall zu einem Abbruch der Therapie führen.

Darüber hinaus rechtfertigen die Ergebnisse der EMPEROR-PRESERVED-Studie [23] in Anbetracht des Mangels an Behandlungsmöglichkeiten bei HFpEF den Einsatz von Empagliflozin in dieser Patientengruppe.

3.3.1. Unerwünschte Wirkungen

SGLT2-Hemmung wurde mit einer Reihe von Nebenwirkungen in Verbindung gebracht. Glukosurie wurde mit einer Zunahme von Infektionen des Urogenitaltrakts in Verbindung gebracht, was Anlass zur Sorge gab. Trotz des potenziellen Risikos war die Inzidenz von Harnwegsinfektionen in den Medikamenten- und Placebogruppen in mehreren Studien vergleichbar [79]. In der EMPEROR-REDUCED-Studie war die Häufigkeit von Harnwegsinfektionen in der Empagliflozin- und der Placebogruppe ähnlich (4,9 % bzw. 4,5 %) [18]. Unkomplizierte Harnwegsinfekte traten in der EMPEROR-PRESERVED-Studie gering häufiger auf (9,9 % vs. 8,1 %) [23]. Die Therapie mit SGLT2-Hemmern führt zu einer geringen Zunahme von genitalen Pilzinfektionen [80], auf geeignete Maßnahmen der Intimhygiene muss daher hingewiesen werden.

Eine Ketoazidose, insbesondere eine euglykämische Ketoazidose, als mögliche Nebenwirkung der SGLT2-Hemmer-Therapie wurde beschrieben. Die Inzidenz einer Ketoazidose unter dieser Therapie ist sehr niedrig, mögliche Risikofaktoren dafür sind zum Beispiel akute Erkrankungen, operative Eingriffe, exzessiver Alkoholkonsum oder eine drohende Dehydrierung. Aufgrund der ungünstigen Prognose einer Ketoazidose ist es grundsätzlich ratsam, die Einnahme von SGLT2-Hemmern drei Tage vor einem chirurgischen Eingriff zu unterbrechen, insbesondere dann, wenn postoperativ eine regelmäßige Nahrungszufuhr nicht möglich ist.

Kontraindikationen zu Therapie mit SGLT2-Hemmern sind bekannte Allergien auf dieses Medikament, eine Schwangerschaft, die Möglichkeit einer Schwangerschaft oder während der Stillperiode, sowie eine symptomatische Hypotonie oder systolischer Blutdruck von <90 mmHg.

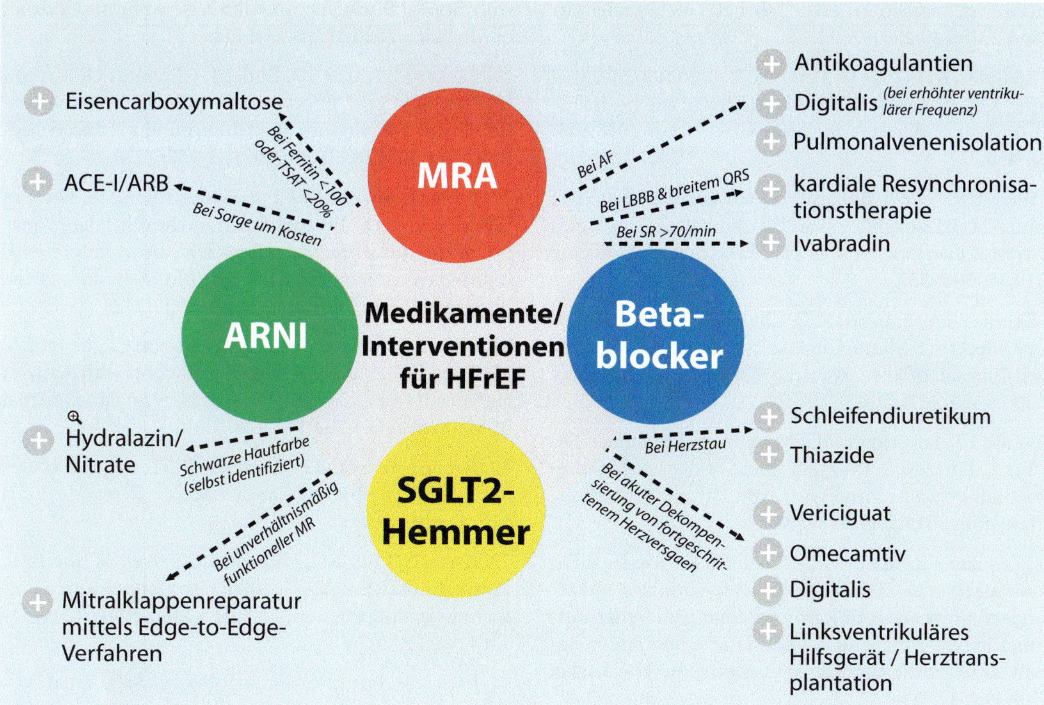

Abb. 3.4: Medikamentöse, interventionelle und apparative Behandlung der Herzinsuffizienz mit reduzierter Ejektionsfraktion (HFrEF).
ACE-I: Angiotensin-Converting-Enzyme-Inhibitor; AF: Vorhofflimmern; ARB: Angiotensin-Rezeptorblocker; ARNI: Angiotensin-Rezeptor/Neprilysin-Inhibitor; LBBB: Linksschenkelblock; MR: Mitralinsuffizienz; MRA: Mineralokortikoidrezeptor-Antagonist; PVI: Pulmonalvenenisolation; SR: Sinusrhythmus; TSAT: Transferrinsättigung. Nach [77].

3.4. Zusammenfassung

SGLT2-Hemmer ergänzen das Medikamentenportfolio in der Therapie der systolischen HF erheblich. Große, randomisierte, kontrollierte Studien haben gezeigt, dass diese Medikamentenklasse unabhängig vom glykämischen Status bei symptomatischen HFrEF-Patienten sicher und wirksam ist und HHF und kardiovaskuläre Mortalität gesenkt werden. Die Daten zur Behandlung der HFpEF sind ermutigend.

3.5. Literatur

1. Zinman B, Wanner C, Lachin JM, Fitchett D, Bluhmki E, Hantel S, et al. Empagliflozin, cardiovascular outcomes, and mortality in type 2 diabetes. The New England Journal of Medicine 2015;373:2117-2128.

2. Fitchett D, Zinman B, Wanner C, Lachin JM, Hantel S, Salsali A et al. Heart failure outcomes with empagliflozin in patients with type2 diabetes at high cardiovascular risk: results of the EMPA-REG OUTCOME trial. European Heart Journal 2016;37:1526-1534.

3. Fitchett D, Butler J, van de Borne P, Zinman B, Lachin JM, Wanner C et al. Effects of empagliflozin on risk for cardiovascular death and heart failure hospitalization across the spectrum of heart failure risk in the EMPA-REG OUTCOME® trial. European Heart Journal 2018; 39:363-370.

4. Fitchett D, Inzucchi SE, Cannon CP, McGuire DK, Scirica BM, Johansen OE et al. Empagliflozin reduced mortality and hospitalization for heart failure across the spectrum of cardiovascular risk in the EMPA-REG OUTCOME Trial. Circulation 2019;139:1384-1395.

5. Neal B, Perkovic V, Mahaffey KW, de Zeeuw D, Fulcher G,Erondu N et al. Canagliflozin and cardiovascular and renal events in type 2 diabetes. The New England Journal of Medicine 2017;377:644-657.

6. Figtree GA, Rådholm K, Barrett TD, Perkovic V, Mahaffey KW, de Zeeuw D et al. Effects of canagliflozin on heart failure outcomes associated with preserved and re-

duced ejection fraction in type 2 diabetes mellitus. Circulation 2019;139:2591-2593.

7. Rådholm K, Figtree G, Perkovic V, Solomon SD, Mahaffey KW, de Zeeuw D et al. Canagliflozin and heart failure in type 2 diabetes mellitus. Circulation 2018;138: 458-468.

8. Wiviott SD, Raz I, Bonaca MP, Mosenzon O, Kato ET, Cahn A et al. Dapagliflozin and cardiovascular outcomes in type 2 diabetes. New England Journal of Medicine 2019;380:347-357.

9. Zelniker TA, Braunwald E. Clinical benefit of cardiorenal effects of Sodium-Glucose Cotransporter 2 Inhibitors. Journal of the American College of Cardiology 2020;75:435-447.

10. Kato ET, Silverman MG, Mosenzon O, Zelniker TA, Cahn A, Furtado RHM et al. Effect of dapagliflozin on heart failure and mortality in type 2 diabetes mellitus. Circulation 2019;139:2528-2536.

11. Zelniker TA, Wiviott SD, Raz I, Im K, Goodrich EL, Bonaca MP et al. SGLT2 inhibitors for primary and secondary prevention of cardiovascular and renal outcomes in type 2 diabetes: a systematic review and meta-analysis of cardiovascular outcome trials. The Lancet 2019;393:31-39.

12. McMurray JJV, Solomon SD, Inzucchi SE, Køber L, KosiborodMN, Martinez FA et al. Dapagliflozin in patients with heart failure and reduced ejection fraction. New England Journal of Medicine 2019;381:1995-2008.

13. Jackson AM, Dewan P, Anand IS, Bìlohlávek J, Bengtsson O, de Boer RA et al. Dapagliflozin and diuretic use in patients with heart failure and reduced ejection fraction in DAPA-HF. Circulation 2020;142:1040-1054.

14. Shen L, Kristensen SL, Bengtsson O, Böhm M, de Boer RA, Docherty KF et al. Dapagliflozin in HFrEF patients treated with mineralocorticoid receptor antagonists. JACC: Heart Failure 2021;9:254-264.

15. Solomon SD, Jhund PS, Claggett BL, Dewan P, Køber L, Kosiborod MN et al. Effect of dapagliflozin in patients with HFrE treated with sacubitril/valsartan. JACC: Heart Failure 2020;8:811-818.

16. Jhund PS, Ponikowski P, Docherty KF, Gasparyan SB, Böhm M, Chiang C et al. Dapagliflozin and recurrent heart failure hospitalizations in heart failure with reduced ejection fraction: an analysis of DAPA-HF. Circulation 2021;143:1962-1972.

17. Docherty KF, Jhund PS, Anand I, Bengtsson O, Böhm M, de Boer RA et al. Effect of dapagliflozin on outpatient worsening of patients with heart failure and reduced ejection fraction. Circulation 2020;142:1623-1632.

18. Packer M, Anker SD, Butler J, Filippatos G, Pocock SJ, Carson P et al. Cardiovascular and renal outcomes with empagliflozin in heart failure. New England Journal of Medicine 2020;383:1413-1424.

19. Packer M, Anker SD, Butler J, Filippatos G, Ferreira JP, Pocock SJ et al. Effect of empagliflozin on the clinical stability of patientswith heart failure and a reduced ejection fraction. Circulation 2021;143:326-336.

20. Butler J, Anker SD, Filippatos G, Khan MS, Ferreira JP, Pocock SJ et al. Empagliflozin and health-related quality of life outcomes in patients with heart failure with reduced ejection fraction: the EMPEROR-Reduced trial. European Heart Journal 2021;42:1203-1212.

21. Bhatt DL, Szarek M, Steg PG, Cannon CP, Leiter LA, McGuire DK, et al. Sotagliflozin in patients with diabetes and recent worsening heart failure. New England Journal of Medicine 2021;384:117-128.

22. Bauersachs SCORED and SOLOIST: the next scores for SGLT2 inhibitors. Cardiovascular Research 2021; 117(4):e49-e51,

23. Anker SD Butler J, Filippatos G Ferreira J Bocchi E, Böhm, M et al. Empagliflozin in heart failure with a preserved ejection fraction. N Engl J Med 2021;385:1451-1461

24. Packer M, Butler J, Zannad F, Pocock SJ, Filippatos G, Ferreira J et al. Empagliflozin and major renal outcomes in heart failure. N Engl J Med 2021;385(16):1531-1533.

25. Solomon SD, Boer RA, DeMets D, Hernandez AF, Inzucchi SE, Kosiborod MN, et al. Dapagliflozin in heart failure with preserved and mildly reduced ejection fraction: rationale and design of the DELIVER trial. European Journal of Heart Failure 2021;23:1217-1225.

26. Joshi SS, Singh T, Newby DE, Singh J. Sodium-glucose co transporter inibitor therapy: mechanisms of action in heart failure. Heart 2021;107:1032-1038

27. Chen M, Wang H, Cui W, Xu H, Zheng Q Effect of SGLT inhibitors on weight and lipid metabolism at 24 weeks of treatment in patients with diabetes mellitus A systematic review and network meta-analysis. Medicine (Baltimore) 2021;100(6):e24593.

28. Wong J, Chan KY, Lo K. Sodium-glucose co-transporter 2 inhibitors on weight change and cardiometabolic profiles in individuals with overweight or obesity and without diabetes: A meta-analysis. Obes Rev 2021; 22(12):e13336.

29. Inoue H, Tamaki Y, Kashihara Y, Muraki S, Kakara M, Hirota T. Efficacy of DPP-4 inhibitors, GLP-1 analogues, and SGLT2 inhibitors as add-ons to metformin monotherapy in T2DM patients: a model-based meta-analysis. Br J Clin Pharmacol 2019;85:393-402

30. Hallow KM, Helmlinger G, Greasley PJ, McMurray JJV, Boulton DW. Why do SGLT2 inhibitors reduce heart failure hospitalization? A differential volume regula-

tion hypothesis. Diabetes, Obesity & Metabolism 2018; 20:479-487.

31. Heerspink HJL, Perkins BA, Fitchett DH, Husain M, Cherney DZI. Sodium Glucose Cotransporter 2 inhibitors in the treatment of diabetes mellitus. Circulation 2016;134:752-772.

32. Sha S, Polidori D, Heise T, Natarajan J, Farrell K, Wang S et al. Effect of the sodium glucose co-transporter 2 inhibitor canagliflozin on plasma volume in patients with type 2 diabetes mellitus. Diabetes, Obesity & Metabolism 2014;16:1087-1095.

33. Verma S, Anker SD, Butler J, Bhatt DL. Early initiation of SGLT2 inhibitors is important, irrespective of ejection fraction: SOLOIST WHF in perspective. ESC Heart Failure 2020;7:3261-3267.

34. Damman K, Beusekamp JC, Boorsma EM, Swart HP, Smilde TDJ, Elvan A et al. Randomized, double blind, placebo controlled, multicentre pilot study on the effects of empagliflozin on clinical outcomes in patients with acute decompensated heart failure (EMPA RESPONSE AHF). European Journal of Heart Failure 2020;22: 713-722.

35. Nassif ME, Windsor SL, Tang F, Khariton Y, Husain M, Inzucchi SE et al. Dapagliflozin effects on biomarkers, symptoms, and functional status in patients with heart failure with reduced ejection fraction. Circulation 2019; 140:1463-1476.

36. Mazidi M, Rezaie P, Gao HK, Kengne AP. Effect of Sodium Glucose Cotransport 2 inhibitors on blood pressure in people with type 2 diabetes mellitus: a systematic review and meta analysis of 43 randomized control trials with 22 528 patients. J Am Heart Assoc 2017;6(6): e004007

37 Mazer CD, Hare GMT, Connelly PW, Gilbert RE, Shehata N, Quan A. Effect of empagliflozin on erythropoietin levels, iron stores, and red blood cell morphology in patients with type 2 diabetes mellitus and coronary artery disease. Circulation 2020;141:704-707

38. Sano M, Goto S. Possible mechanism of hematocrit elevation by sodium glucose cotransporter 2 inhibitors and associated beneficial renal and cardiovascular effects. Circulation 2019;139:1985-1987

39. Dioum EM, Chen R, Alexander MS, Zhang Q, Hogg RT, Gerard RD, et al. Regulation of hypoxia-inducible factor 2α signaling by the stress-responsive deacetylase sirtuin 1. Science 2009;324:1289-1293.

40. Packer M. Mutual antagonism of hypoxia-inducible factor iso-forms in cardiac, vascular, and renal disorders. JACC: Basic to Translational Science 2020;5:961-968.

41. Packer M. Critical examination of mechanisms underlying the reduction in heart failure events with SGLT2 inhibitors: identification of a molecular link between their actions to stimulate erythrocytosis and to alleviate cellular stress. Cardiovascular Research.2021;117:74-84.

42. Packer M. SGLT2 inhibitors produce cardiorenal benefits by promoting adaptive cellular reprogramming to induce a state of fasting mimicry: a paradigm shift in understanding their mechanism of action. DiabetesCare 2020;43:508-511.

43. Li C, Zhang J, Xue M, Li X, Han F, Liu X et al. SGLT2 inhibition with empagliflozin attenuates myocardial oxidative stress and fibrosis in diabetic mice heart. Cardiovascular Diabetology 2019;18:15.

44. Heerspink HJL, Perco P, Mulder S, Leierer J, Hansen MK, Heinzel A et al. Canagliflozin reduces inflammation and fibrosis biomarkers: a potential mechanism of action for beneficial effects of SGLT2 inhibitors in diabetic kidney disease. Diabetologia 2019;62:1154-1166.

45. Lee T, Chang N, Lin S. Dapagliflozin, a selective SGLT2 Inhibitor, attenuated cardiac fibrosis by regulating the macrophage polarization via STAT3 signaling in infarcted rat hearts. Free Radical Biology & Medicine 2017;104:298-310.

46. Verma S, Mazer CD, Yan AT, Mason T, Garg V, Teoh H et al. Effect of empagliflozin on left ventricular mass in patients with type 2 diabetes mellitus and coronary artery disease. Circulation 2019;140:1693-1702.

47. Santos-Gallego CG, Vargas-Delgado AP, Requena-Ibanez JA, Garcia-Ropero A, Mancini D, Pinney S et al. Randomized trial of empagliflozin in nondiabetic patients with heart failure and reduced ejection fraction. Journal of the American College of Cardiology 2021; 77:243-255.

48. Li W, Chen X, Xu L, Li Y, Luo B. SGLT2 inhibitors and atrial fibrillation in type 2 diabetes: a systematic review with meta-analysis of 16 randomized controlled trials. Cardiovasc Diabetol 2020;19:130.

49. Uthman L, Baartscheer A, Bleijlevens B, Schumacher CA, Fiolet JWT, Koeman A et al. Class effects of SGLT2 inhibitors in mouse cardiomyocytes and hearts: inhibition of Na+/H+ exchanger, lowering of cytosolic Na+ and vasodilation. Diabetologia 2018;61:722-726.

50. Baartscheer A, Schumacher CA, Wüst RCI, Fiolet JWT, Stienen GJM, Coronel R et al. Empagliflozin decreases myocardial cytoplasmic Na+ through inhibition of the cardiac Na+/H+ exchanger in rats and rabbits. Diabetologia 2017;60:568-573.

51. Packer M. Reconceptualization of the molecular mechanism by which Sodium-Glucose Cotransporter 2 inhibitors reduce the risk of heart failure events. Circulation 2019;140:443-445.

52. Clancy CE, Chen-Izu Y, Bers DM, Belardinelli L, Boyden PA, Csernoch L et al. Deranged sodium to sudden death. The Journal of Physiology 2015;593:1331-1345.

53. Chung Y, Park K, Tokar S, Eykyn, Fuller W, Davor Pavlovic D et al. Off-target effects of sodium-glucose cotransporter 2 blockers: empagliflozin does not inhibit Na+/H+ exchanger-1 or lower [Na+]i in the heart. Cardiovascular Research 2021;117:2794-2806,

54. Voros G, Ector J, Garweg C, Droogne W, Van Cleemput J, Peers-man N et al. Increased cardiac uptake of ketone bodies and free fatty acids in human heart failure and hypertrophic left ventricular remodeling. Circulation: Heart Failure 2018;11:e004953.

55. Aubert G, Martin OJ, Horton JL, Lai L, Vega RB, Leone TC et al. The failing heart relies on ketone bodies as a fuel. Circulation 2016;133:698-705.

56. Ferrannini E, Baldi S, Frascerra S, Astiarraga B, Heise T, Bizzotto R et al. Shift to fatty substrate utilization in response to Sodium-Glucose Cotransporter 2 inhibition in subjects without diabetes and patients with type 2 diabetes. Diabetes 2016;65:1190-1195.

57. Horton JL, Davidson MT, Kurishima C, Vega RB, Powers JC, Matsuura TR et al. The failing heart utilizes 3-hydroxybutyrate as a metabolic stress defense. JCI Insight 2019;4:e124079.

58. Ferrannini E, Mark M, Mayoux E. CV protection in the EMPA-REG OUTCOME Trial: a "Thrifty Substrate" Hypothesis. Diabetes Care 2016;39:1108-1114.

59. Mudaliar S, Alloju S, Henry RR. Can a shift in fuel energetics explain the beneficial cardiorenal outcomes in the EMPA-REG OUTCOME study? A Unifying Hypothesis. Diabetes Care 2016;39:1115-1122.

60. Santos-Gallego CG, Requena-Ibanez JA, San Antonio R, Ishikawa K, Watanabe S, Picatoste B et al. Empagliflozin ameliorates adverse left ventricular remodeling in nondiabetic heart failure by enhancing myocardial energetics. Journal of the American College of Cardiology 2019;73:1931-1944.

61. Aragón-Herrera A, Feijóo-Bandín S, Otero Santiago M, Barral L, Campos-Toimil M, Gil-Longo J et al. Empagliflozin reduces the levels of CD36 and cardiotoxic lipids while improving autophagy in the hearts of Zucker diabetic fatty rats. Biochemical Pharmacology 2019;170: 113677.

62. Mancini SJ, Boyd D, Katwan OJ, Strembitska A, Almabrouk TA, Kennedy S et al. Canagliflozin inhibits interleukin-1â-stimulated cytokine and chemokine secretion in vascular endothelial cells by AMP-activated protein kinase-dependent and -independent mechanisms. Scientific Reports 2018;8:5276.

63. Li C, Zhang J, Xue M, Li X, Han F, Liu X et al. SGLT2 inhibition with empagliflozin attenuates myocardial oxidative stress and fibrosis in diabetic mice heart. Cardiovascular Diabetology 2019;18:15.

64. Panchapakesan U, Pegg K, Gross S, Komala MG, Mudaliar H, Forbes J et al. Effects of SGLT2 inhibition in human kidney proximal tubular cells—renoprotection in diabetic nephropathy? PLoSONE 2013;8:e54442.

65. Bonnet F, Scheen AJ. Effects of SGLT2 inhibitors on systemic and tissue low-grade inflammation: the potential contribution to diabetes complications and cardiovascular disease. Diabetes & Metabolism 2018;44: 457-464

66. Bolinder J, Ljunggren Ö, Kullberg J, Johansson L, Wilding J, Langkilde AM et al. Effects of dapagliflozin on body weight, total fat mass, and regional adipose tissue distribution in patients with type 2 diabetes mellitus with inadequate glycemic control on metformin. The Journal of Clinical Endocrinology and Metabolism 2012;97: 1020-1031.

67. Camarena V, Sant D, Mohseni M, Salerno T, Zaleski ML, Wang G et al. Novel atherogenic pathways from the differential transcriptome analysis of diabetic epicardial adipose tissue. Nutrition, Metabolism, and Cardiovascular Diseases 2017;27:739-750.

68. Miyachi Y, Tsuchiya K, Shiba K, Mori K, Komiya C, Ogasawara N et al. A reduced M1-like/M2-like ratio of macrophages in healthy adipose tissue expansion during SGLT2 inhibition. Scientific Reports 2018;8:16113.

69. Xu L, Nagata N, Nagashimada M, Zhuge F, Ni Y, Chen G, et al. SGLT2 Inhibition by empagliflozin promotes fat utilization and browning and attenuates inflammation and insulin resistance by polarizing M2 macrophages in diet-induced obese mice. E Bio Medicine 2017;20:137-149.

70. Mullens W, Martens P. Empagliflozin-induced changes in epicardial fat. JACC: HeartFailure 2021;9:590-593.

71. Zelniker TA, Braunwald E. Mechanisms of cardiorenal effects of Sodium-Glucose Cotransporter 2 inhibitors: JACC State-of-the-Art Review. J Am Coll Cardiol 2020;75(4):422-434.

72. Zhou H, Wang S, Zhu P et al. Empagliflozin rescues diabetic myocardial microvascular injury via AMPK-mediated inhibition of mitochondrial fission. Redox Biol 2018;15:335-46.

73 Hawley SA, Ford RJ, Smith BK et al. The Na+/glucose cotransporter inhibitor canagliflozin activates AMPK by inhibiting mitochondrial function and increasing cellular AMP levels. Diabetes 2016;65:2784-94.

74. Esterline RL, Vaag A, Oscarsson J, et al. Mechanisms in endocrinology: SGLT2 inhibitors: clinical benefits by restoration of normal diurnal metabolism? Eur J Endocrinol 2018;178:R113-25

75. McDonagh TA, Metra M, Adamo M, Gardner RS, Baumbach A, Böhm M, et al. 2021 ESC Guidelines for the

diagnosis and treatment of acute and chronic heart failure. Eur Heart J 2021;42(36):3599-3726.

76. Vaduganathan M, Claggett BL, Jhund PS, Cunningham JW, Pedro Ferreira J, Zannad F et al. Estimating lifetime benefits of comprehensive disease-modifying pharmacological therapies in patients with heart failure with reduced ejection fraction: a comparative analysis of three randomised controlled trials. Lancet 2020;396(10244): 121-128.

77. Bauersachs J. Heart failure drug treatment: the fantastic four. Eur Heart J 2021;42:681-683.

78. Störck S: Sektorübergreifende Versorgung bei Herzinsuffizienz in: Jürgen Klauber, Jürgen Wasem, Andreas Beivers, Carina Mostert Hrsg. Krankenhaus-Report 2021 Versorgungsketten – Der Patient im Mittelpunkt, Springer Verlag 2021; 111-127.

79. Zannad F, Ferreira JP, Pocock SJ, Anker SD, Butler J, Filippatos G et al. SGLT2 inhibitors in patients with heart failure with reduced ejection fraction: a meta-analysis of the EMPEROR-Reduced and DAPA-HF trials. The Lancet 2020;396:819-829.

80. McGill JB, Subramanian S. Am J Cardiol 2019;124 Suppl 1:S45-S52.

Renale Effekte der SGLT2-Hemmer

4. Renale Effekte der SGLT2-Hemmer

4.1. Die Nieren als Zentralorgane der SGLT2-Inhibition

Die Nieren sind das zentrale Organsystem für die SGLT2-Inhibition. Im Folgenden wird zuerst die Rolle der Niere im Glukosestoffwechsel beschrieben, danach werden die Effekte der SGLT2-Inhibition diskutiert. Eventuelle, zukünftig sich entwickelnde therapeutische Ansätze werden angerissen. Da die Effekte der SGLT1-Inhibition im Bereich der Nieren klinisch von untergeordneter Bedeutung sind, werden sie in diesem Kapitel nur selten erwähnt.

Die Rolle der Niere im Glukosestoffwechsel spielte in der wissenschaftlichen Betrachtung lange Zeit keine entscheidende Rolle. Noch in den neunziger Jahren des letzten Jahrhunderts wurde zwar die renale Glukoseneogenese beschrieben, hinsichtlich ihres Effektes auf den Glukosestoffwechsel des Organismus hingegen eher als gering bewertet [5]. Dass die Niere einen deutlich höheren Anteil an der Glukoseneogenese auch unter Hungerbedingungen hat und eine entscheidende Rolle im Laktatstoffwechsel darstellt, konnten unter anderem auch deutsch-amerikanische Arbeitsgruppen herausarbeiten. So wird die renale Glukoseneogenese nicht durch Glukagon induziert, sondern vielmehr durch zahlreiche Hormone wie Katecholamine, Aldosteron, Wachstumshormon und Angiotensin, aber auch durch eine metabolische Azidose, längere Fastenzustände und Leberversagen. Gehemmt wird die renale Glukoseneogenese unter anderem durch Insulin, verzweigtkettige Aminosäuren und eine Alkalose [19, 39, 54]. Nicht nur im Tiermodell [32], sondern auch bei Menschen mit Diabetes [5, 54] ist die renale Glukoseneogenese deutlich gesteigert, was sicherlich von erheblicher pathophysiologischer Bedeutung für Menschen mit Diabetes mellitus ist. Ergänzend sei darauf hingewiesen, dass die Nieren auch eine wichtige Rolle im Insulinstoffwechsel darstellen, insbesondere bei exogen appliziertem Insulin [44].

Glukose wird unter physiologischen Bedingungen glomerulär frei filtriert und tubulär reabsorbiert. Seit Jahrtausenden ist die Diagnostik des Diabetes auf den Nachweis von Glukose im Urin gestützt gewesen. Erst die freie Verfügbarkeit und unkomplizierte Anwendung der Blutzuckermessung hat das Vorhandensein als auch das Ausmaß der Glukosurie als diagnostisches Hilfsmittel sowie therapeutisches Target abgelöst. Unter der SGLT2-Inhibition erlebt die Glukosurie als therapeutisches Target vielmehr eine Renaissance. Glukosurie kann jedoch auch auftreten, ohne dass ein Diabetes mellitus vorliegen muss. Entsprechende Beobachtungen kommen überwiegend aus dem Bereich der pädiatrischen Nephrologie [3]. Man unterschied lange drei unterschiedliche Formen familiärer renaler Glukosurie und konnte später auch entsprechende Mutationen an spezifischen Genen, die für Natrium-Glukose-Transporter kodierten, nachweisen [49]. Bis auf wenige Ausnahmen von schweren tubulären hereditären Erkrankungen sind die meisten familiären renalen Glukosurien für die hiervon Betroffenen ohne klinische Relevanz im Alltag.

4.2. Physiologische Aspekte

Im 19. Jahrhundert konnten erstmals französische Pharmakologen das pflanzliche Glykosid Phlorizin aus der Rinde von Apfelbäumen gewinnen und zeigen, dass dieses bei Menschen mit Diabetes zu einer verstärkten Glukosurie führt. Später gelang dieser Nachweis auch an nicht von Diabetes Betroffenen. Nebenwirkungen im Magen-Darm-Trakt (durch fehlende Selektivität für SGLT2), schlechte Absorption im Magen-Darm-Trakt, aber auch reduzierte Bioverfügbarkeit schränkten den therapeutischen Nutzen von Phlorizin damals erheblich ein. Erst ab den siebziger Jahren des letzten Jahrhunderts gelang die Klonierung der SGLT und daraus folgend erste Tierversuche zur Hemmung dieser Transportsysteme mit Phlorizin und ersten Gliflozinen [18]. Ein zunehmend besseres Verständnis der Nierenphysiologie, aber auch der Pathophysiologie der Hämodynamik der Nieren bei Diabetes mellitus, führte schließlich zur Beschreibung des tubulo-glomerulären Feedbacks [57]. Dieser Mechanismus beschreibt unter pathophysiologischen Bedingungen des Diabetes mellitus die vermehrte Rückresorption von Natrium und Glukose im proximalen Abschnitt des Tubulus mit der konsekutiven erniedrigten Konzentration von Natrium im Bereich der Macula densa des distalen Tubulus. Daraus resultiert unter anderem eine Dilatation des Vas afferens mit einer Erhöhung des intraglomerulären Drucks und den daraus resultierenden Konsequenzen (☞ Abb. 4.1). Der glomeruläre Filtrationsdruck wird erhöht mit der möglichen Folge einer im Verlauf zunehmenden Proteinurie. Der renale Stoffwechsel wird durch diese Vorgänge ebenfalls gesteigert [32]. Durch Inhibition des SGLT2-Mechanismus konnte bereits früh im Tierexperiment dargestellt werden, dass die zuvor beschriebenen Prozesse umkehrbar erscheinen. Zudem konnte gezeigt werden, dass nicht nur der Blutzucker sinkt, Albuminurie und Glukoseneogenese gesenkt werden, die Hyperfiltration in der Niere nachlässt, aber auch Inflammationsparameter und systolischer Blutdruck günstig beeinflusst werden [56]. Auch sinkt der intraglomeruläre Druck, was initial zu einer leichten Senkung der eGFR führen kann.

SGLT2-Hemmer beeinflussen die Harnsäureextraktion unter anderem über URAT-1- und SGLT9-Transporter. Unter der SGLT2-Inhibition kommt es zu einem Abfall der Harnsäure im Blut. Bei Menschen mit Typ 2-Diabetes mit erhaltener Nierenfunktion ist die Hyperurikämie ein unabhängiger Risikofaktor für die Entwicklung einer beginnenden chronischen Nierenerkrankung [71]. Effekte auf die Tubuluszellen führen auch zu einer

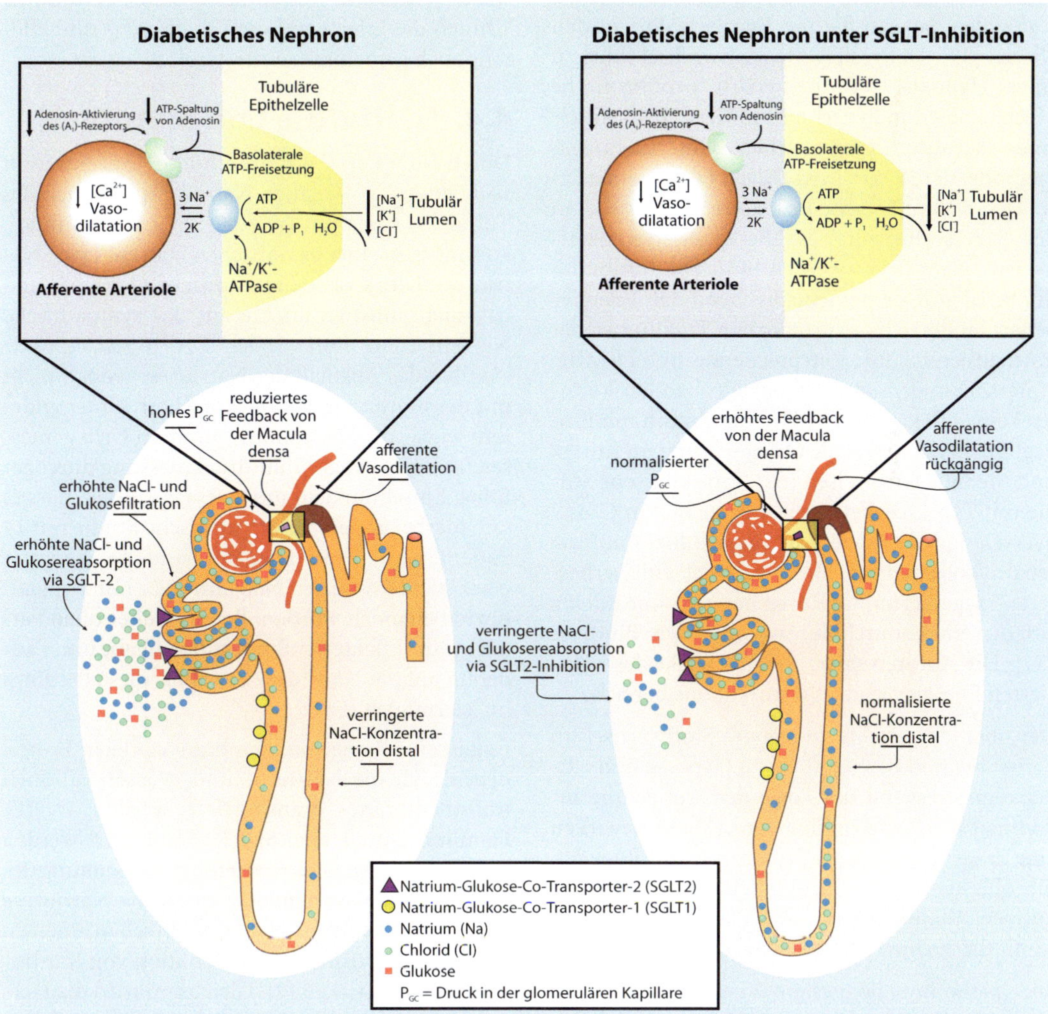

Abb. 4.1: Hemmung des Natrium-Glukose-Transporters 2 (SGLT2) und glomeruläre Hämodynamik bei Diabetes. ADP: Adenosindiphosphat; ATP: Adenosintriphosphat; P: Phosphat. Nach [55].

minimalen Erhöhung der Kaliumkonzentrationen und können die Reabsorption von Magnesium und Phosphat steigern [12].

4.3. Pathophysiologische Aspekte

Der gesteigerte Stoffwechsel in den Nieren [32] äußert sich unter anderem auch in einer Hochregulation der SGLT im Bereich des proximalen Tubulus [45]. Die daraus resultierende verstärkte Rückresorption von Glukose, aber auch Elektrolyten, verbraucht ATP und ist im hohen Maße sauerstoff- sowie energieabhängig. Der Bereich des proximalen Tubulus ist somit bedingt den höchsten regionalen Sauerstoff- und Energiebedarf in den Nieren [32]. Der gesteigerte Stoffwechsel führt zu einer Hypoxie, die theoretisch profibrotische Mechanismen induziert und fördert [16]. Mittels einer kernspintomografischen Untersuchungsmethode, der BOLD-MRI *(Blood Oxygenation Level Dependent Magnetic Resonance Imaging)*, kann der Sauerstoffgehalt des Nierengewebes nichtinvasiv quantifiziert werden [43]. Die Inhibition des SGLT müsste dementsprechend den Energiebedarf im Bereich des proximalen Tubulus wieder normalisieren [26]. Entsprechende BOLD-MRI-Untersuchungen an gesunden Probanden konnten keine Effekte einer SGLT2-Inhibition mit Empagliflozin auf die renale Oxygenierung im Kortex und Medulla nachweisen [68]. Eine klinische Studie mit Typ 1-Diabetikern untersuchte im Crossover-Design die Gabe von Dapagliflozin auf die renale Oxygenierung. Hier zeigte sich eine verbesserte Oxygenierung im Kortexbereich ohne Effekte auf die Nierendurchblutung oder den Blutfluss [34]. Die Autoren sahen dies als Effekt des reduzierten Energieverbrauchs im Tubulusbereich.

Der oben dargestellte gesteigerte Stoffwechsel im peri-tubulären Bereich führt zu Hypoxie und oxidativem Stress mit der Folge der Freisetzung inflammatorischer Zytokine [66]. Diese bewirken eine Transformation der Erythropoetin-bildenden Fibroblasten zu Myofibroblasten mit einer konsekutiven Anämie. Durch SGLT2-Inhibition kann somit die Anämie korrigiert werden [48].

Die pathophysiologischen Veränderungen am Nephron des Diabetikers zeigt Abb. 4.1. Im Bereich der Macula densa werden vasoaktive Substanzen, wie zum Beispiel Adenosin, gebildet aber auch freigesetzt [55]. Wie weiter oben bereits erwähnt, wird der tubulo-glomerulären Feedbackmechanismus durch die SGLT2-Inhibition günstig beeinflusst, erkennbar an der wieder nahezu normalisierten Natriumkonzentration im Bereich der Macula densa [58]. Durch den dargestellten Mechanismus sinkt der intraglomeruläre Druck und es kommt zur Normalisierung der Adenosinkonzentration mit konsekutiver Konstriktion des Vas afferens. Eine andere Studie [59] fand bei Menschen mit Typ 2-Diabetes, die mit Metformin vorbehandelt waren, unter der Gabe von Dapagliflozin Hinweise auf eine verstärkte Dilatation des Vas efferens und nicht so sehr die bereits dargestellte afferente Vasokonstriktion. Vermutlich können die Effekte auf die Vas afferens und efferens auch gemeinsam auftreten [59].

4.4. Natriurese und Blutdruck

Durch die bereits erwähnte erhöhte Konzentration von Glukose sowie auch Natrium im Bereich des Tubulussystems unter einer SGLT2-Inhibition kommt es zu einer osmotischen Diurese sowie Natriurese. Dies senkt den Blutdruck [42, 63, 67] und hat auch günstige Effekte auf das sympathische Nervensystem [50]. Inder DAPA-SALT-Studie [51] hat das Ausmaß der Natriurese jedoch nicht mit der Blutdrucksenkung korreliert. Unter anderem wurde die Natriumexkretion im Urin gemessen und eine Langzeitblutdruckmessung durchgeführt. Einschränkend muss gesagt werden, dass es sich hierbei um eine mechanistische Studie mit 14 Patienten mit Typ 2-Diabetes handelte, die unter einer standardisierten Natrium-Diät mit Dapagliflozin behandelt wurden. Bereits weiter oben hatten wir die Effekte der Empagliflozingabe unter anderem auf die Natriurese erwähnt, dies allerdings im Tiermodell [56].

Es gibt eine Reihe von membranständigen Proteinen, durch die Natrium- und Wasserstoffionen transmembranös transportiert werden (NHE-Familie). Durch eine SGLT2-Inhibition werden diese herunterreguliert, dies führt zur Senkung des oxidativen Stresses und stimuliert die Natriurese [35]. Dies scheint auch einer der Mechanismen zu sein, die sich positiv auf die Funktion von Kardiomyozyten auswirken [2]. Gleichsam wird die Herunterregulierung der NHE aber auch mit einem reduzierten Knochenstoffwechsel, eine Verstärkung einer Azidose sowie Störung der Wundheilung in Zusammenhang gebracht [36]. Oxidativer Stress führt unter anderem auch zur Dysfunktion der Mitochondrien, was angesichts des Energiebedarfs der Tubuluszellen von erheblicher pathogenetischer Bedeutung ist. Die SGLT2-Inhibition ist unter anderem in der Lage, die mitochondriale Dysfunktion erheblich zu reduzieren [1].

4.5. Renale Aspekte der euglykämischen diabetischen Ketoazidose

Wie bereits erwähnt, kommt es durch SGLT2-Inhibition zu einer leichten Azidose. Aus dieser kann unter bestimmten Bedingungen eine euglykämische diabetische Ketoazidose entstehen. Die so genannte diabetische Ketoazidose ist unter anderem immer noch eine der wesentlichen Manifestationen eines Typ 1-Diabetes. Sie ist gekennzeichnet durch einen Insulinmangel mit der Folge eines reduzierten Glukosestoffwechsels und gesteigerter Lipolyse, erhöhter Freisetzung und Oxidation von freien Fettsäuren, gesteigerten Glukagonspiegeln und gesteigerter Produktion von Ketonkörpern. Die diabetische Ketoazidose zeigt sich durch eine erhebliche Hyperglykämie, eine Glukosurie und erhöhten Ketonkörpern im Blut, dies assoziiert mit einer erheblichen Insulinresistenz und einer gesteigerten endogenen Glukoseproduktion. Unter der Gabe von SGLT2-Hemmern kommt es zu einer deutlichen Glukosurie, die quantitativ das Doppelte der Glukosurie einer diabetischen Ketoazidose erreichen kann. Während unter der diabetischen Ketoazidose endogene Glukoseproduktion erheblich gesteigert ist und die Glukoseaufnahme in die peripheren Zellen massiv gesenkt ist, finden wir bei der euglykämischen diabetischen Ketoazidose unter der SGLT2-Inhibition eine gering ausgeprägte Insulinresistenz, die Insulinfreisetzung ist ebenfalls nur geringfügig gesenkt, die endogene Glukoseproduktion nur leicht gesteigert und die Glukoseaufnahme die peripheren Zellen weniger ausgeprägt [46]. Verständlicherweise ist das Risiko der Entwicklung einer solchen Stoffwechselstörung der euglykämischen Ketoazidose unter SGLT2-Inhibition erheblich gesteigert bei Menschen mit einer absoluten oder relativen Insulindefizienz (insbesondere bei Typ 1-Diabetes, Menschen mit Typ 2-Diabetes mit langer Laufzeit und/oder Insulinbehandlung). In der Abb. 4.2 ist die Pathophysiologie der euglykämischen diabetischen Ketoazidose dargestellt [46].

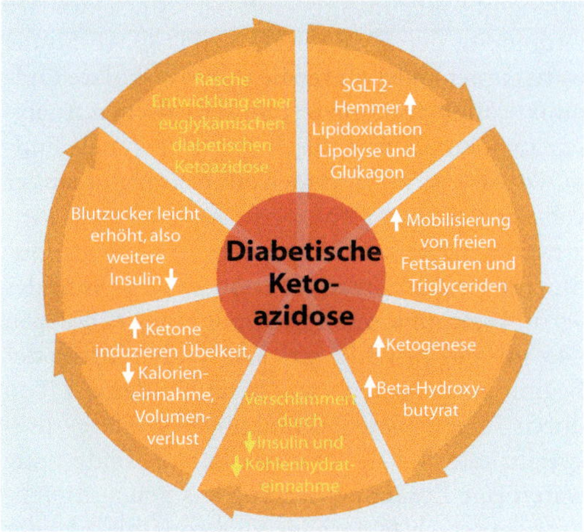

Abb. 4.2: Darstellung der Kaskade von Ereignissen und metabolischen Veränderungen, die zu einer fortschreitenden klinischen Verschlechterung und Entwicklung einer euglykämischen diabetischen Ketoazidose unter Verwendung von SGLT2-Hemmern beitragen. Nach [46].

Die bereits dargestellte Diurese durch die SGLT2-Inhibition unterscheidet sich wahrscheinlich von der durch Schleifendiuretika hervorgerufenen Flüssigkeitsausscheidung. Während Schleifendiuretika das interstitielle und das intravaskuläre Volumen reduzieren können, reduzieren SGLT2-Inhibitoren selektiv das interstitielle Flüssigkeitskompartiment. Hierdurch wird die Hämodynamik in den Nieren günstig beeinflusst [60].

4.6. Renale Aspekte kardiovaskulärer Endpunktstudien

Die hier dargestellten physiologischen und pathophysiologischen Mechanismen und deren Beeinflussung durch die SGLT-Inhibition können möglicherweise zum Verständnis der im Folgenden zitierten klinischen Studien und deren Effekte beitragen.

Die EMPA-REG OUTCOME-Studie [70] war die erste kardiovaskuläre Endpunktstudie eines SGLT2-Hemmers. Sie hatte 2015 an 7020 Patienten mit hohem kardiovaskulärem Risiko, die über 3,1 Jahre mit Empagliflozin behandelt worden waren, in eindrucksvoller Weise zeigen können, dass unter der Therapie der primäre Endpunkt (kardiovaskulärer Tod, nicht-fataler Herzinfarkt, nicht-fataler Schlaganfall) signifikant um 14 % gesenkt werden konnte. Auch die übrigen Endpunkte wurden signifikant günstig beeinflusst [70]. Sekundäre Endpunkte der EMPA-REG OUTCOME-Studie waren unter anderem renale mikrovaskuläre Endpunkte, die präspezifiziert im statistischen Analyseplan dokumentiert waren. Der erste renale Endpunkt setzte sich zusammen aus beginnender oder verschlechternder Nephropathie definiert als Progression zur Makroalbuminurie (>300 mg Albumin pro Gramm Kreatinin), eine Verdopplung des Serumkreatinins zusammen mit einer eGFR von ≤45 ml/min pro 1,73 m^2 Körperoberfläche, der Beginn einer Nierenersatztherapie oder der Tod durch eine Nierenerkrankung. Weitere präspezifizierte renale microvaskuläre Endpunkte waren eine Zusammensetzung aus neu auftretender oder verschlechternder Nephropathie oder der Tod durch kardiovaskuläre Ereignisse, die individuellen Komponenten beginnender oder sich verschlechternder Nephropathie, sowie die beginnende Albuminurie (Albumin-Kreatinin-Quotient (UACR) ≥30 mg/g Cr) bei Patienten bei zuvor fehlender Mikroalbuminurie (UACR ≤30 mg/g Cr). Als Ergebnis der Auswertung fand sich eine Senkung des Endpunktes der beginnenden oder verschlechternder Nephropathie um 39 % sowie des zusammengesetzten renalen Endpunkts von 46 %. Die eGFR wurde nach initialem Dip über 192 Wochen Studienzeit stabilisiert, während es unter Placebo zu einem deutlichen Rückgang der eGFR kam. Bis auf die inzidente Albuminurie wurden alle renalen Endpunkte in der Studie signifikant günstig beeinflusst [63]. Diese kardiovaskuläre Meilensteinstudie untersuchte allerdings nicht primär die Effekte der SGLT2-Inhibition auf die Niere. Sie erbrachte vielmehr den Hinweis, dass eine SGLT2-Inhibition höchstwahrscheinlich die Nierenerkrankung bei Menschen mit Diabetes und hohem kardiovaskulärem Risiko günstig beeinflussen kann.

Die CANVAS RENAL-Studie untersucht an über 10.000 Patienten mit Typ 2-Diabetes und hohem kardiovaskulärem Risiko dezidiert Nierenendpunkte [40]. Die Progression einer Albuminurie wurde um 27 % gesenkt, der zusammengesetzte renale Endpunkt, bestehend aus anhaltender 40-prozentige Reduktion der eGFR, der Notwendigkeit einer Nierenersatztherapie oder des Todes aus renaler Ursache wurden um 40 % gesenkt. Hierbei handelte es sich um eine Bestätigung des günstigen Effekts der SGLT2-Inhibition auf die diabetesbedingte Nierenerkrankung. Auffällig in der Studie war eine erhöhte Rate an Amputationen im Vorfußbereich, deren mögliche pathophysiologische Ursache bereits weiter oben diskutiert haben [36].

In der CREDENCE-Studie [42] sollten die Nieren-Endpunkte als primäre Endpunkte untersucht werden. In einer doppelblinden, randomisierten Studie wurden ca. 4400 Patienten mit Typ 2-Diabetes und einer albuminurischen chronischen Nierenerkrankung entweder Placebo oder einer Dosis von 100 mg Canagliflozin pro Tag zugewiesen. Alle Patienten hatten eine eGFR zwischen 30 und 90 ml/min pro 1,73 m^2 Körperoberfläche und eine UACR in einem Bereich 300-5000mg/g und waren alle vorbehandelt mit Blockaden des Renin-Angiotensin-Aldosteron-Systems. Der primäre Endpunkt war eine Zusammensetzung aus terminaler Niereninsuffizienz (Dialyse, Transplantation oder anhaltende eGFR <15 ml/min pro 1,73 m^2 Körperoberfläche), eine Verdopplung des Serumkreatinins oder der Tod aus renaler oder kardiovaskulärer Ursache. Diese Studie wurde vorzeitig beendet, da eine Fortsetzung der Placebobehandlung unethisch geworden wäre. Der primäre Endpunkt wurde hoch signifikant um 30 % in der mit Canagliflozin behandelten Gruppe gesenkt, das relative Risiko des zusammengesetzten nierenspezifischen Endpunkts wurde um 34 % gesenkt, das relative Risiko für Nierenversagen um 32 %. In der mit Canagliflozin behandelten Gruppe fand sich auch eine signifikante Senkung des Risikos für kardiovaskulärem Tod, Herzinfarkt oder Schlaganfall sowie Hospitalisierungsrate wegen Herzinsuffizienz [42]. Mit dieser Studie war der Nachweis erbracht, dass eine SGLT2-Inhibition mit Canagliflozin die chronische, diabetesbedingte Nierenerkrankung günstig beeinflussen kann.

Ob eine solche günstige Beeinflussung auch für Menschen ohne Diabetes mellitus als Grunderkrankung gilt, sollte die DAPA-CKD-Studie untersuchen [25]. Hierzu wurden Etwa 4300 Studienteilnehmer mit einer eGFR zwischen 25 und 75 ml/min pro 1,73 m^2 Körperoberfläche und einer UACR 200-5000 mg/g entweder auf 10 mg Dapagliflozin einmal täglich oder Placebo randomisiert. Der primäre Endpunkt war eine Zusammensetzung aus anhaltendem Abfall der eGFR von mindestens 50 %, Nierenversagen oder Tod aus renaler oder kardiovaskulärer Ursache. Auch diese Studie wurde vorzeitig beendet, da die Behandlung mit Dapagliflozin sich als deutlich besser herausstellte. Der primäre Endpunkt wurde hochsignifikant um 39 % gesenkt, der zusammengesetzte Endpunkt aus anhaltendem Abfall der eGFR, Nierenversagen oder Tod aus renaler Ursache wurde um 44 % gesenkt. Auch die Todesfälle wurden hochsignifikant um 31 % gesenkt. Es gab keine Unterschiede zwischen den Studienteilnehmern mit Vorliegen eines Typ 2-Diabetes und jenen, die keinen Diabetes mellitus hatten. Ebenso gab es keine Unterschiede, ob die Studienteilnehmer eine kardiovaskuläre Vorerkrankung hatten oder nicht [37]. Mit dieser Studie konnte der Nachweis erbracht werden, dass eine SGLT2-Inhibition mit Dapagliflozin eine chronischen Nierenerkrankung auch nicht-diabetischer Ursache günstig beeinflussen kann. Vermutlich ähnliche Ergebnisse wird die EMPA-KIDNEY-Studie zeigen, die im Frühjahr 2022 vorzeitig beendet wurde, vermutlich wegen Überlegenheit der Verum-Therapie. Die Ergebnisse werden wahrscheinlich im November 2022 veröffentlicht werden [72].

Die VERTIS-CV-Studie [4] untersuchte bei etwas mehr als 8200 Patienten den Effekt einer Therapie mit 5 mg bzw. 15 mg Ertugliflozin gegenüber Placebo. Der Effekt auf den primären Endpunkt, zusammengesetzt aus nicht fatalem Herzinfarkt, nicht fatalem Schlaganfall und Tod durch kardiovaskuläre Erkrankungen wurde um 3 % nicht signifikant gesenkt. Ähnliche Ergebnisse zeigten sich beim Tod aus kardiovaskulärer Ursache oder Hospitalisierung wegen einer Herzinsuffizienz als auch beim Endpunkt des Todes aus kardiovaskulärer Ursache selbst. Auch der zusammengesetzte Nierenendpunkt (Verdopplung des Serum-Kreatinins, Beginn einer Nierenersatztherapie oder Tod aus renaler Ursache) wurde um 19 % nicht signifikant gesenkt [4]. Eine erneute Analyse der Population der VERTIS-CV-Studie mit einem angepassten renalen Endpunkt, jetzt zusammengesetzt aus einer anhaltenden Reduktion der eGFR um 40 %, dem Beginn einer Dialyse oder eine Nierentransplantation oder der Tod aus renaler Ursache konnte nunmehr eine Senkung dieses Endpunkts um 34 %, dies signifikant, darstellen [6].

4.7. Substanzübergreifende Effekte auf Nierenfunktion und Proteinurie

Betrachtet man den Verlauf der eGFR unter der Therapie mit SGLT2-Hemmern, sieht man fast ein einheitliches Bild. Initial kommt es zu einem Dip, der vermutlich hämodynamisch erklärt werden kann [20, 33]. Nach diesem initialen Dip der eGFR um wenige Prozent des Ausgangswertes kommt es bei praktisch allen Substanzen zu einer Stabilisierung bzw. einem Anstieg der eGFR über die Zeit. Verglichen mit Placebo, wo es zu einem kontinuierlichen Abfall der eGFR kommt, kreuzen sich die Linien von Verum (SGLT2-Hemmer) und Placebo nach einer Beobachtungszeit von durchschnittlich etwa einem Jahr. Diesen Verlauf sah man erstmals unter Empagliflozin [63], er konnte ebenfalls unter Canagliflozin gezeigt werden [23], ebenso unter Ertugliflozin [7] und unter Dapagliflozin [17]. Dieser Effekt auf die eGFR im Zeitverlauf ist unabhängig davon, ob ein Diabetes vorliegt oder nicht [24], wobei der Effekt bei Menschen ohne Diabetes nur andeutungsweise vorhanden war [37]. Auch das Ausmaß einer Proteinurie hat auf diesen eGFR-Verlauf nur eine untergeordnete Bedeutung [47] und erscheint unabhängig vom Ausmaß der Nierenfunktionseinschränkung, der ethnischen Zugehörigkeit, Alter sowie $HbA1_c$ [62]. In einer Metaanalyse konnte herausgearbeitet werden, dass der Verlauf der eGFR über die Zeit hinweg unabhängig ist von einer Blockade des Renin-Angiotensin-Aldosteron-Systems und dem Ausmaß der Proteinurie. Harte Nierenendpunkte werden einheitlich gesenkt und der Verlauf der eGFR über die Zeit hinweg durchgehend stabilisiert [41]. Der Verlauf über die ersten drei Jahre eines Beobachtungszeitraums in Bezug auf die eGFR kann den Langzeitverlauf über die Jahre hinweg mit hoher Wahrscheinlichkeit voraussagen [27].

Bereits im Tiermodell konnte eine Reduktion der Albuminurie dargestellt werden [56]. Als mögliche Ursachen kommen neben den bereits beschriebenen hämodynamischen Ursachen auch eine Reduktion der Schädigungsmechanismen für die Tubuluszellen infrage [11]. Die Reduktion der Albuminurie ließ sich auch im Rahmen der kardiovaskulären Endpunktstudien nachvollziehen, hier beispielhaft mit Empagliflozin [8]. Der UACR innerhalb der ersten zwölf Wochen des Beobachtungszeitraums kommt eine große Bedeutung zu. So ist das Ausmaß der UACR prädiktiv für das Auftreten kardiovaskulärer Endpunkte, der Hospitalisierung für Herzinsuffizienz als auch renaler Ereignisse [61]. Der Effekt auf die Senkung der Proteinurie ist auch unabhängig davon, ob ein Diabetes vorliegt oder nicht, gleichwohl ist das Ausmaß der Senkung der Proteinurie bei Menschen mit Diabetes durch die SGLT2-Inhibition mit Dapagliflozin höher [28].

4.8. Nebenwirkungen und pleiotrope Effekte

Das Ausmaß des klinischen Nutzens der SGLT2-Inhibition übersteigt zweifellos einen möglichen Schaden durch den Einsatz dieser Therapeutika. Datenbanken, die auf der Sammlung spontaner Meldungen beruhen, finden unter SGLT2-Hemmern gesteigerte Inzidenzen für die diabetische Ketoazidose, aber auch für die Fournier-Gangrän sowie Zellulitis [69]. Bei anderen Analysen zur Sicherheit der SGLT2-Hemmer zeigt sich unter Dapagliflozin keinen akuter Abfall der eGFR [22], möglicherweise aber eine erhöhte Rate an Harnwegsinfekten [13]. Ansonsten wird das akute Nierenversagen signifikant um 41 % gesenkt [13], keine signifikanten Ergebnisse findet man in Bezug auf Harnwegsinfekte (nicht Dapagliflozin), diabetische Ketoazidose und Frakturen als potentielle Nebenwirkungen der SGLT2-Inhibition [13]. Hingegen wird eine erhöhte Inzidenz an diabetischer Ketoazidose beschrieben, sowie vermehrt Frakturen. Die Daten zu Krebserkrankungen, Genitalinfekten und Harnwegsinfekten sind nicht einheitlich [53]. Andere Metaanalysen sehen eine Senkung der Rate von akuten Nierenversagen um 25-60 %, auch nach Adjustieren auf das Vorhandensein von Begleiterkrankungen. Renale Endpunkte werden um etwa 36 % gesenkt, es finden sich allerdings 20 % mehr Ereignisse, die durch Hypovolämie hervorgerufen werden [38, 68]. Zusammengefasst überwiegen eindeutig die nephroprotektiven Effekte [10], sodass die KDIGO *(Kidney Disease Improving Global Outcomes)*-Leitlinien den Einsatz der SGLT2-Hemmer bei Menschen mit Diabetes und normaler wie eingeschränkter Nierenfunktion empfehlen [30].

Inwieweit sich diese nephroprotektiven Effekte auch auf Menschen mit stattgehabter Nierentransplantation übertragen lassen, ist derzeit noch unklar. Es gibt begrenzte Daten zum Einsatz von Empagliflozin bei Posttransplantations-Diabetes, die gute glykämische Effekte ohne Beeinträchtigung der Nierenfunktion zeigten [21, 52]. Auch gab es keine Interaktionen mit der immunsuppressiven Basisbehandlung. So scheint der Einsatz von SGLT2-Hemmern bei sorgfältiger Überwachung der betroffenen mit Posttransplantations-Diabetes mellitus durchaus möglich.

Zahlreiche der bereits weiter oben erwähnten pleiotropen Effekte der SGLT2-Hemmer auf die Inflammation, den oxidativen Stress, die Gefäßfunktion, die Apoptose und die Autophagie lassen den Einsatz dieser Medikamente auch bei nichtdiabetischer Nierenerkrankung sinnvoll erscheinen [9]. Insbesondere die Daten der DAPA-CKD-Studie konnten zeigen, dass Dapagliflozin einen günstigen Effekt auf den zusammengesetzten renalen Endpunkt (50-prozentige Reduktion der eGFR, Nierenversagen, Tod aus renaler oder kardiovaskulärer Ursache) hat, auch bei Vorliegen einer nicht-diabetischen Nierenerkrankungen wie Glomerulonephritiden, hypertensiver oder ischämischer Nierenerkrankung und Nierenerkrankung aus unbekannter Ursache [64]. Exemplarisch bei IgA-Nephropathie findet sich eine 71-prozentige Reduktion des primären Endpunkts in der DAPA-CKD-Studie, bei einer Senkung der UACR wird um 26 %, und nur geringem Einfluss auf den Verlauf der eGFR [65]. Dabei muss man einschränkend die geringe Fallzahl bei einer Nachverfolgungszeit über 2,1 Jahre erwähnen.

Wahrscheinlich sind alle klinischen Effekte, die positiven wie die negativen, in der Mehrheit nicht substanzspezifischer Natur, sondern sogenannte Klasseneffekte [31].

Unter finanziellen Aspekten betrachtet, konnte für das britische Gesundheitswesen eine Extrapolation der Daten aus der EMPA-REG OUTCOME-Studie zeigen, dass die Überlebenszeit um 2,1 Jahre gesteigert wird bei einer hohen Kosteneffektivität [29]. Die Gabe von Canagliflozin, extrapoliert über einen langen Zeitraum verlängert nach Darstellung der Autoren die Zeit bis zum Beginn einer Nierenersatztherapie 13 Jahre [15]. Dies bedeutet nicht nur eine erhebliche Kosteneinsparung, sondern für die Betroffenen mehr als ein Jahrzehnt ohne die Belastung der Nierenersatztherapie.

4.9. Zusammenfassung

Die Substanzklasse der SGLT2-Hemmer hat, wie kaum eine andere Medikamentengruppe, nicht nur unser Verständnis für die Physiologie und Pathophysiologie der Nieren erweitert, sondern auch therapeutisch erhebliche Veränderungen erfahren. Die ursprünglich als Diabetesmedikamente eingeführten SGLT2-Hemmer sind nicht nur mittlerweile zur Standardtherapie bei Typ 2-Diabetes mellitus [14, 30] geworden, sondern eben solche bei der Herzinsuffizienz und auch bei Nierenerkrankungen mit und ohne Diabetes mellitus. Hieraus ergeben sich zahlreiche Forschungsansätze für die Zukunft [55].

4.10. Literatur

1. Afsar B, Hornum M, Afsar RE et al. (2021) Mitochondrion-driven nephroprotective mechanisms of novel glucose lowering medications. Mitochondrion 58:72-82

2. Al-Shamasi A-A, Elkaffash R, Mohamed M et al. (2021) Crosstalk between sodium–glucose cotransporter inhibitors and sodium–hydrogen exchanger 1 and 3 in cardiometabolic diseases. International Journal of Molecular Sciences 22:12677

3. Brodehl JO, Hoyer PF. (1987) Renal glucosuria. Pediatr Nephrol 1:7

4. Cannon CP, Pratley R, Dagogo-Jack S et al. (2020) Cardiovascular outcomes with ertugliflozin in type 2 diabetes. N Engl J Med 383:1425-1435

5. Castellino P, Defronzo RA (1990) Glucose metabolism and the kidney. Semin Nephrol 10:458-463

6. Cherney DZI, Charbonnel B, Cosentino F et al. (2021) Effects of ertugliflozin on kidney composite outcomes, renal function and albuminuria in patients with type 2 diabetes mellitus: an analysis from the randomised VERTIS CV trial. Diabetologia 64:1256-1267

7. Cherney DZI, Cosentino F, Dagogo-Jack S et al. (2021) Ertugliflozin and slope of chronic eGFR: Prespecified analyses from the randomized VERTIS CV trial. Clin J Am Soc Nephrol 16:1345-1354

8. Cherney DZI, Zinman B, Inzucchi SE et al. (2017) Effects of empagliflozin on the urinary albumin-to-creatinine ratio in patients with type 2 diabetes and established cardiovascular disease: an exploratory analysis from the EMPA-REG OUTCOME randomised, placebo-controlled trial. The Lancet Diabetes & Endocrinology 5: 610-621

9. Chung S, Kim GH (2021) Use of anti-diabetic agents in non-diabetic kidney disease: from bench to bedside. Life (Basel) 11

10. De Nicola L, Gabbai FB, Garofalo C et al. (2020) Nephroprotection by SGLT2 inhibition: Back to the future? J Clin Med 9

11. Dekkers CCJ, Petrykiv S, Laverman GD et al. (2018) Effects of the SGLT-2 inhibitor Dapagliflozin on glomerular and tubular injury markers. Diabetes Obes Metab 20:1988-1993

12. Del Vecchio L, Beretta A, Jovane C et al. (2021) A role for SGLT-2 inhibitors in treating non-diabetic chronic kidney disease. Drugs 81:1491-1511

13. Donnan JR, Grandy CA, Chibrikov E et al. (2019) Comparative safety of the sodium glucose co-transporter 2 (SGLT2) inhibitors: a systematic review and meta-analysis. BMJ Open 9:e022577

14. Draznin B, Aroda VR, Bakris G et al. (2022) 9. Pharmacologic approaches to glycemic treatment: Standards of Medical Care in Diabetes – 2022. Diabetes Care 45: S125-s143

15. Durkin M, Blais J (2021) Linear projection of estimated glomerular filtration rate decline with canagliflozin and implications for dialysis utilization and cost in diabetic nephropathy. Diabetes Therapy 12:499-508

16. Fine LG, Norman JT (2008) Chronic hypoxia as a mechanism of progression of chronic kidney diseases: from hypothesis to novel therapeutics. Kidney Int 74:867-872

17. Fioretto P, Zambon A, Rossato M et al. (2016) SGLT2 inhibitors and the diabetic kidney. Diabetes Care 39: S165-S171

18. Gallo LA, Wright EM, Vallon V (2015) Probing SGLT2 as a therapeutic target for diabetes: basic physiology and consequences. Diab Vasc Dis Res 12:78-89

19. Gerich JE (2010) Role of the kidney in normal glucose homeostasis and in the hyperglycaemia of diabetes mellitus: therapeutic implications. Diabetic Medicine 27:136-142

20. Gregg LP, Navaneethan SD (2021) Early eGFR decline after SGLT2i initiation: knowns and unknowns. Kidney Int 99:548-550

21. Halden TaS, Kvitne KE, Midtvedt K et al. (2019) Efficacy and safety of empagliflozin in renal transplant recipients with posttransplant diabetes mellitus. Diabetes Care 42:1067-1074

22. Heerspink HJL, Cherney D, Postmus D et al. (2022) A pre-specified analysis of the Dapagliflozin and Prevention of Adverse Outcomes in Chronic Kidney Disease (DAPA-CKD) randomized controlled trial on the incidence of abrupt declines in kidney function. Kidney Int 101:174-184

23. Heerspink HJL, Desai M, Jardine M et al. (2017) Canagliflozin slows progression of renal function decline independently of glycemic effects. Journal of the American Society of Nephrology 28:368-375

24. Heerspink HJL, Jongs N, Chertow GM et al. (2021) Effect of Dapagliflozin on the rate of decline in kidney function in patients with chronic kidney disease with and without type 2 diabetes: a prespecified analysis from the DAPA-CKD trial. Lancet Diabetes Endocrinol 9:743-754

25. Heerspink HJL, Stefansson BV, Correa-Rotter R et al. (2020) Dapagliflozin in Patients with Chronic Kidney Disease. N Engl J Med 383:1436-1446

26. Hesp AC, Schaub JA, Prasad PV et al. (2020) The role of renal hypoxia in the pathogenesis of diabetic kidney disease: a promising target for newer renoprotective agents including SGLT2 inhibitors? Kidney Int 98:579-589

27. Inker LA, Heerspink HJL, Tighiouart H et al. (2019) GFR slope as a surrogate end point for kidney disease progression in clinical trials: A meta-analysis of treatment effects of randomized controlled trials. J Am Soc Nephrol 30:1735-1745

28. Jongs N, Greene T, Chertow GM et al. (2021) Effect of Dapagliflozin on urinary albumin excretion in patients with chronic kidney disease with and without type 2 diabetes: a prespecified analysis from the DAPA-CKD trial. Lancet Diabetes Endocrinol 9:755-766

29. Kansal A, Reifsnider OS, Proskorovsky I et al. (2019) Cost-effectiveness analysis of empagliflozin treatment in people with Type 2 diabetes and established cardiovascular disease in the EMPA-REG OUTCOME trial. Diabet Med 36:1494-1502

30. Kidney Disease: Improving Global Outcomes Diabetes Work G (2020) KDIGO 2020 Clinical Practice Guideline for Diabetes Management in Chronic Kidney Disease. Kidney Int 98:S1-S115

31. Kluger AY, Tecson KM, Lee AY et al. (2019) Class effects of SGLT2 inhibitors on cardiorenal outcomes. Cardiovascular Diabetology 18

32. Körner A, Eklöf A-C, Celsi G et al. (1994) Increased renal metabolism in diabetes: Mechanism and functional implications. Diabetes 43:629-633

33. Kraus BJ, Weir MR, Bakris GL et al. (2021) Characterization and implications of the initial estimated glomerular filtration rate 'dip' upon sodium-glucose cotransporter-2 inhibition with empagliflozin in the EMPA-REG OUTCOME trial. Kidney Int 99:750-762

34. Laursen JC, Sondergaard-Heinrich N, De Melo JML et al. (2021) Acute effects of Dapagliflozin on renal oxygenation and perfusion in type 1 diabetes with albuminuria: A randomised, double-blind, placebo-controlled crossover trial. EClinicalMedicine 37:100895

35. Liu J, Tian J, Sodhi K et al. (2021) The Na/K-ATPase signaling and SGLT2 inhibitor-mediated cardiorenal protection: A crossed road? J Membr Biol 254:513-529

36. Mccullough PA, Kluger AY, Tecson KM et al. (2018) Inhibition of the sodium-proton antiporter (exchanger) is a plausible mechanism of potential benefit and harm for drugs designed to block Sodium Glucose Co-transporter 2. Rev Cardiovasc Med 19:51-63

37. Mcmurray JJV, Wheeler DC, Stefansson BV et al. (2021) Effect of dapagliflozin on clinical outcomes in patients with chronic kidney disease, with and without cardiovascular disease. Circulation 143:438-448

38. Menne J, Dumann E, Haller H et al. (2019) Acute kidney injury and adverse renal events in patients receiving SGLT2-inhibitors: A systematic review and meta-analysis. PLoS Med 16:e1002983

39. Meyer C, Stumvoll M, Dostou J et al. (2002) Renal substrate exchange and gluconeogenesis in normal postabsorptive humans. Am J Physiol Endocrinol Metab 282:E428-434

40. Neal B, Perkovic V, Mahaffey KW et al. (2017) Canagliflozin and cardiovascular and renal events in type 2 diabetes. N Engl J Med 377:644-657

41. Neuen BL, Young T, Heerspink HJL et al. (2019) SGLT2 inhibitors for the prevention of kidney failure in patients with type 2 diabetes: a systematic review and meta-analysis. The Lancet Diabetes & Endocrinology 7:845-854

42. Perkovic V, Jardine MJ, Neal B et al. (2019) Canagliflozin and renal outcomes in type 2 diabetes and nephropathy. New England Journal of Medicine 380:2295-2306

43. Prasad PV, Edelman RR, Epstein FH (1996) Noninvasive evaluation of intrarenal oxygenation with BOLD MRI. Circulation 94:3271-3275

44. Rabkin R, Ryan MP, Duckworth WC (1984) The renal metabolism of insulin. Diabetologia 27:351-357

45. Rahmoune H, Thompson PW, Ward JM et al. (2005) Glucose transporters in human renal proximal tubular cells isolated from the urine of patients with non-insulin-dependent diabetes. Diabetes 54:3427-3434

46. Rosenstock J, Ferrannini E (2015) Euglycemic diabetic ketoacidosis: A predictable, detectable, and preventable safety concern with SGLT2 inhibitors. Diabetes Care 38:1638-1642

47. Ruggenenti P, Kraus BJ, Inzucchi SE et al. (2022) Nephrotic-range proteinuria in type 2 diabetes: Effects of empagliflozin on kidney disease progression and clinical outcomes. E Clinical Medicine 43:101240

48. Sano M, Goto S (2019) Possible mechanism of hematocrit elevation by Sodium Glucose Cotransporter 2 inhibitors and associated beneficial renal and cardiovascular effects. Circulation 139:1985-1987

49. Santer R, Calado J (2010) Familial renal glucosuria and SGLT2: from a mendelian trait to a therapeutic target. Clin J Am Soc Nephrol 5:133-141

50. Scheen AJ (2019) Effect of SGLT2 inhibitors on the sympathetic nervous system and blood pressure. Curr Cardiol Rep 21:70

51. Scholtes RA, Muskiet MHA, Van Baar MJB et al. (2021) Natriuretic effect of two weeks of dapagliflozin treatment in patients with type 2 diabetes and preserved kidney function during standardized sodium intake: Results of the DAPASALT Trial. Diabetes Care 44:440-447

52. Schwaiger E, Burghart L, Signorini L et al. (2019) Empagliflozin in posttransplantation diabetes mellitus: A prospective, interventional pilot study on glucose metabolism, fluid volume, and patient safety. Am J Transplant 19:907-919

53. Singh M, Kumar A (2018) Risks associated with SGLT2 inhibitors: An Overview. Curr Drug Saf 13:84-91

54. Stumvoll M, Meyer C, Mitrakou A et al. (1997) Renal glucose production and utilization: new aspects in humans. Diabetologia 40:749-757

55. Tuttle KR, Brosius FC, Cavender MA et al. (2021) SGLT2 inhibition for CKD and cardiovascular disease in type 2 diabetes: Report of a scientific workshop sponsored by the National Kidney Foundation. American Journal of Kidney Diseases 77:94-109

56. Vallon V, Gerasimova M, Rose MA et al. (2014) SGLT2 inhibitor empagliflozin reduces renal growth and albuminuria in proportion to hyperglycemia and prevents glomerular hyperfiltration in diabetic Akita mice. Am J Physiol Renal Physiol 306:F194-204

57. Vallon V, Richter K, Blantz RC et al. (1999) Glomerular hyperfiltration in experimental diabetes mellitus: potential role of tubular reabsorption. J Am Soc Nephrol 10:2569-2576

58. Vallon V, Thomson SC (2017) Targeting renal glucose reabsorption to treat hyperglycaemia: the pleiotropic effects of SGLT2 inhibition. Diabetologia 60:215-225

59. Van Bommel EJM, Muskiet MHA, Van Baar MJB et al. (2020) The renal hemodynamic effects of the SGLT2 inhibitor Dapagliflozin are caused by post-glomerular vasodilatation rather than pre-glomerular vasoconstriction in metformin-treated patients with type 2 diabetes in the randomized, double-blind RED trial. Kidney International 97:202-212

60. Verma S, Mcmurray JJV (2018) SGLT2 inhibitors and mechanisms of cardiovascular benefit: a state-of-the-art review. Diabetologia 61:2108-2117

61. Waijer SW, Xie D, Inzucchi SE et al. (2020) Short-term changes in albuminuria and risk of cardiovascular and renal outcomes in type 2 diabetes mellitus: A post hoc analysis of the EMPA-REG OUTCOME Trial. J Am Heart Assoc 9:e016976

62. Wanner C, Heerspink HJL, Zinman B et al. (2018) Empagliflozin and kidney function decline in patients with type 2 diabetes: A slope analysis from the EMPA-REG OUTCOME Trial. J Am Soc Nephrol 29:2755-2769

63. Wanner C, Inzucchi SE, Lachin JM et al. (2016) Empagliflozin and progression of kidney disease in type 2 diabetes. New England Journal of Medicine 375:323-334

64. Wheeler DC, Stefánsson BV, Jongs N et al. (2021) Effects of Dapagliflozin on major adverse kidney and cardiovascular events in patients with diabetic and non-diabetic chronic kidney disease: a prespecified analysis from the DAPA-CKD trial. The Lancet Diabetes & Endocrinology 9:22-31

65. Wheeler DC, Toto RD, Stefansson BV et al. (2021) A pre-specified analysis of the DAPA-CKD trial demonstrates the effects of Dapagliflozin on major adverse kidney events in patients with IgA nephropathy. Kidney Int 100:215-224

66. Winiarska A, Knysak M, Nabrdalik K et al. (2021) Inflammation and oxidative stress in diabetic kidney disease: The targets for SGLT2 inhibitors and GLP-1 receptor agonists. Int J Mol Sci 22

67. Wiviott SD, Raz I, Bonaca MP et al. (2019) Dapagliflozin and cardiovascular outcomes in type 2 diabetes. N Engl J Med 380:347-357

68. Zanchi A, Burnier M, Muller ME et al. (2020) Acute and chronic effects of SGLT2 inhibitor empagliflozin on renal oxygenation and blood pressure control in nondiabetic normotensive subjects: A randomized, placebo-controlled trial. J Am Heart Assoc 9:e016173

69. Zhou X, Ye X, Guo X et al. (2021) Safety of SGLT2 inhibitors: A pharmacovigilance study from 2013 to 2021 Based on FAERS. Front Pharmacol 12:766125

70. Zinman B, Wanner C, Lachin JM et al. (2015) Empagliflozin, cardiovascular outcomes, and mortality in type 2 diabetes. N Engl J Med 373:2117-2128

71. Zoppini G, Targher G, Chonchol M et al. (2012) Serum uric acid levels and incident chronic kidney disease in patients with type 2 diabetes and preserved kidney function. Diabetes Care 35:99-104

72. Empa Kidney Collaborative Group (2022) Design, recruitment, and baseline characteristics of the EMPA-KIDNEY trial. Nephrol Dial Transplant 23;37(7):1317-1329

Nebenwirkungen und Kontra-indikationen der SGLT2-Hemmer

5. Nebenwirkungen und Kontraindikationen der SGLT2-Hemmer

Für die SGLT2-Hemmer liegen aus klinischen Studien, einschließlich kardiovaskulären Endpunktstudien und Postmarketing-Pharmakovigilanzüberwachungen umfangreiche Ergebnisse zum Sicherheitsprofil vor.

Die beobachteten Nebenwirkungen beruhen im Wesentlichen auf dem Wirkmechanismus dieser Medikamentenklasse. Darüber hinaus wurden einige weniger häufige, aber potenziell schwerwiegende Nebenwirkungen beobachtet, die einer besonderen Würdigung bedürfen (☞ Abb. 5.1).

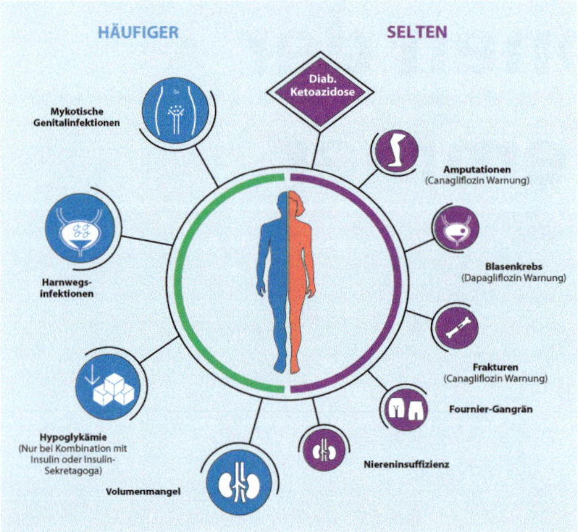

Abb. 5.1: Häufige und seltene Nebenwirkungen der SGLT2-Hemmer.

Nachfolgend geben wir eine Übersicht über die aktuell bekannten Nebenwirkungen und Kontraindikationen der SGLT2-Hemmer, welche weltweit zugelassen sind und am häufigsten im klinischen Einsatz verwendet werden. Dies fokussiert auf Dapagliflozin, Canagliflozin, Empagliflozin und Ertugliflozin. Hierbei ist festzustellen, dass für Ertugliflozin aufgrund der kürzeren Zulassungszeit weniger publizierte Daten zu Wirksamkeit und Sicherheit vorliegen. Die Daten zum Sicherheitsprofil der SGLT2-Hemmer wurden aus Metaanalysen, systematischen Übersichtsarbeiten, kardiovaskulären Endpunktstudien und Observationsstudien, sowie den Webseiten der regulatorischen Behörden und den Fachinformationen dieser Medikamente entnommen.

5.1. Etabliertes Nebenwirkungsprofil der SGLT2-Hemmer

Insgesamt sind SGLT2-Hemmer sehr verträgliche Medikamente mit einem kumulativ niedrigen Prozentsatz an Nebenwirkungen. Selbst die aufgrund des Wirkmechanismus dieser Medikamente etwas "häufiger" zu beobachtenden Nebenwirkungen (☞ Abb. 5.1) sind quantitativ selten und stellen nach Aufklärung der Patienten im klinischen Alltag in der Regel kein Problem für die Langzeitbehandlung und Adhärenz dar.

Diese Nebenwirkungen umfassen im Wesentlichen mykotische Genitalinfektionen, Harnwegsinfektionen, Hypoglykämieereignisse und klinische Symptome im Zusammenhang mit einem Volumenmangel.

5.1.1. Mykotische Genitalinfektionen und Harnwegsinfektionen

Die Einnahme von SGLT2-Hemmern ist assoziiert mit einem erhöhten Risiko von mykotischen Genitalinfektionen [1, 2]. Diese sind häufiger bei Frauen als bei Männern unter SGLT2-Hemmern. Risikofaktoren stellen vorangegangene genitale mykotische Infektionen, sowie bei Männern eine fehlende Zirkumzision dar [3-6]. Insgesamt zeigen Studiendaten, sowie klinische Beobachtungen, dass die Rate an mykotischen Genitalinfektionen zur individuellen Genitalhygiene korreliert.

Die Symptome der mykotischen Genitalinfektionen sind in der Regel mild ausgeprägt und sprechen auf eine Standard antimykotische Medikation, häufig ausschließlich topisch, gut an (☞ Tab. 5.1) [3-6]. In klinischen Studien hat das Auftreten von mykotischen Genitalinfektionen im Zuge einer Behandlung mit SGLT2-Inibitoren in der Regel nicht zur Notwendigkeit eines Behandlungsabbruchs geführt. Interessanterweise wurde beobachtet, dass mykotische Genitalinfektionen nach einmaliger Behandlung trotz Fortführung der SGLT2-Hemmer-Therapie nicht zu einem chronisch rezidivierenden Verlauf neigen.

Studiendaten zu einem möglichen erhöhten Risiko für Harnwegsinfektionen durch die Einnahme von SGLT2-Hemmern sind weniger konsistent, und

	EMPA-REG OUTCOME [18]	CANVAS Program [15]	DECLARE-TIMI 58 [16]
Diabetische Ketoazidose	4/4687 (0,1 %) Empa, pooled vs 1/2333 (<0,1 %) Placebo	Ereignisse pro 1000 Patientenjahre: 0,6 Cana vs 0,3 Placebo (p=0,14)	27/8574 (0,3 %) Dapa vs 12/8569 (0,1 %) Placebo (HR 2,18: 95% CI 1,10; 4,30; p=0,02)
Knochenfrakturen	179/4678 (3,8 %) Empa pooled vs 91/2333 (3,9 %) Placebo	Ereignisse pro 1000 Patientenjahre: 15,4 Cana vs 11,9 Placebo (HR 1,26; 95% CI 1,04; 1,52; p=0,02)	457/8574 (5,3 %) Dapa vs 440/8569 (5,1 %) Placebo (HR 1,04: 95% CI 0,91; 1,18; p=0,59)
Blasenkrebs	10/4406 (0,2 %) Empa pooled vs 4/2187 (0,2 %) Placebo	Ereignisse pro 1000 Patientenjahre: 1,0 Cana vs 1,1 Placebo (p=0,74)	26/8574 (0,3 %) Dapa vs 45/8569 (0,5 %) Placebo (HR 0,57: 95% CI 0,35; 0,93; p=0,02)
Urosepsis	17/4678 (0,4 %) Empa pooled vs 3/2333 (0,1 %) Placebo	Nicht berichtet	Nicht berichtet
Akute Niereninsuffizienz	45/4678 (1,0 %) Empa pooled vs 37/2333 (1,6 %) Placebo	Ereignisse pro 1000 Patientenjahre: 3,0 Cana vs 4,1 Placebo (p=0,33)	125/8574 (1,5 %) Dapa vs 175/8569 (2,0 %) Placebo (HR 0,69: 95% CI 0,55; 0,87; p=0,02)
Amputationen	88/4678 (1,9 %) Empa pooled vs 43/2333 (1,8 %) Placebo (HR 1,00: 95% CI 0,70; 1,44; p=0,9924)	Ereignisse pro 1000 Patientenjahre: 6,3 Cana vs 3,4 Placebo (HR 1,97; 95% CI 8,84; 1,40; p=0,53)	123/8574 (1,4 %) Dapa vs 113/8569 (1,3 %) Placebo (HR 1,09: 95% CI 0,55; 0,87; p=0,02)

Tab. 5.1: Sicherheitsdaten aus kardiovaskulären Endpunktstudien mit SGLT2-Hemmern.
Cana: Canagliflozin; Dapa: Dapagliflozin; Empa: Empagliflozin.

die publizierten Daten zeigen zum Teil widersprüchliche Ergebnisse. Manche SGLT2-Hemmer-Studien deuten ein minimal erhöhtes Risiko für Harnwegsinfektionen an [7-10], wobei andere Studien keine solchen Hinweise ergaben [1, 2, 11-18]. Eine kürzlich publizierte Netzwerk-Metaanalyse von 105 kontrollierten Studien mit SGLT2-Hemmern (N=60.082 Patienten) ergab kein signifikant erhöhtes Risiko für Harnwegsinfektionen in unterschiedlichen adjustierten Modellen bei der Behandlung mit SGLT2-Hemmern [19]. Es gibt jedoch Postmarketingberichte von schweren Harnwegsinfektionen, welche bei Patienten unter SGLT2-Hemmer-Therapie auftraten, einschließlich Fälle von komplizierten Harnwegsinfekten mit Urosepsis und Pyelonephritis, die eine stationäre Krankenhausbehandlung erforderten [3-6].

Es wird empfohlen, vor der Verordnung von SGLT2-Hemmern anamnestisch die genannten Risikofaktoren einschließlich einer Vorgeschichte von mykotischen Genitalinfektionen zu erfassen, und Patienten auf diese Nebenwirkungen hinzuweisen. Darüber hinaus sollten Patienten darauf hingewiesen werden, dass eine intensive Genitalhygiene das Auftreten dieser Nebenwirkungen reduziert. Nach der Verordnung von SGLT2-Hemmern sollte regelmäßig auf Anzeichen und Symptome von mykotischen Genitalinfektionen und Harnwegsinfektionen geachtet werden, und diese bei Auftreten gemäß Standardempfehlungen behandelt werden.

5.1.2. Hypoglykämie

Das Risiko einer Hypoglykämie unter einer SGLT2-Hemmer-Therapie ist sehr niedrig, bzw. nicht vorhanden, es sei denn, die Behandlung erfolgt in Kombination mit Insulin oder einem insulinsekretagogem Medikament (Sulfonylharnstoff oder Glinid) [3-6]. Dieses Profil wurde in mehreren Metaanalysen von randomisierten kontrollierten Studien mit SGLT2-Hemmern bestätigt [1, 2, 17, 20, 21]. Auf Basis ihres Wirkmechanismus sind SGLT2-Hemmer nicht mit einem erhöhten Hypoglykämierisiko assoziiert [22]. Dies ist bedingt durch die Tatsache, dass bei fallenden Serum-Glukosespiegeln auch weniger Glukose frei in den Primärharn filtriert wird, sodass eine Hemmung des SGLT2 im proximalen Nierentubulus im Hinblick auf die Induktion einer therapeutischen Glukosurie umso weniger effektiv wird, je niedriger die Serum-Glukosespiegel sind. Darüber hinaus sind die aktuell gebräuchlichen SGLT2-Hemmer hochselektiv für dieses Molekül, sodass die renale Glukose-Reabsorptionskapazität über SGLT1 weniger beeinflusst wird, was als Mechanismus zum Schutz vor einer Hypoglykämie interpretiert werden kann. Darüber hinaus sind metabolische Gegenregulationsmechanismen, wie eine Reduktion der Insulinfreisetzung und erhöhte Glukagonsekretion mit erhöhter Glukoneogenese durch SGLT2-Hemmer nicht beeinflusst.

Es besteht ein potenziell minimal erhöhtes Hypoglykämierisiko, wenn SGLT2-Hemmer in Kombination mit Insulin oder Sulfonylharnstoffen eingesetzt werden. Hier ist in der klinischen Betreuung der Patienten darauf zu achten, dass eine mögliche Reduktion der Dosis von Insulin oder Insulin-Sekretagogum nötig sein kann [3-6].

5.1.3. Volumenmangel

Eine Behandlung mit SGLT2-Hemmern kann mit einem erhöhten Risiko von Symptomen eines Volumenmangels einhergehen. Diese Symptome können Hypotension, Synkopen und Dehydratation umfassen [1].

Mechanistisch können diese Symptome darauf zurückgeführt werden, dass durch die Induktion einer therapeutischen Glukosurie durch die Hemmung des SGLT2 im proximalen Nierentubulus insbesondere zu Beginn der Behandlung eine osmotische Diurese vermehrt auftreten kann. Darüber hinaus kann auch eine initial erhöhte renale Ausscheidung von Natrium zu Volumenmangelsymptomen beitragen.

Gepoolte Daten von kontrollierten Studien mit SGLT2-Hemmern zeigen Raten von Volumenmangelsymptomen zwischen 0,3-4,4 % im Vergleich zu Placebo (0-1,5 %) [3-6]. Risikofaktoren stellen höheres Lebensalter und präexistente Exsikkose dar. Diese Risikofaktoren sollten vor Verschreibung eines SGLT2-Hemmers erfasst werden, und der Volumenstatus von Patienten überprüft und gegebenenfalls korrigiert werden, falls notwendig. Unter Behandlung sollten Patienten hinsichtlich Symptomen von Hypotension überwacht werden und gegebenenfalls adäquat behandelt werden.

5.2. Seltene Nebenwirkungen von SGLT2-Hemmern

Im Zuge des Postmarketings und der Pharmakovigilanz sind sehr seltene Nebenwirkungen unter einer Behandlung mit SGLT2-Hemmern beobachtet worden, die sich in den initialen Zulassungsstudien nicht in diesem Umfange abzeichneten (☞ Abb. 5.1). Diese sind nur sehr eingeschränkt auf die initial bekannten Wirkmechanismen der SGLT2-Inibitoren zurückzuführen gewesen.

Zum Teil sind diese seltenen Nebenwirkungen auch nur in einzelnen Studien für einzelne individuelle SGLT2-Hemmer einmalig berichtet worden, sodass bislang unbekannt ist, ob hier anderweitige, substanzspezifische Faktoren eine Rolle spielen (☞ Tab. 5.2).

Diese seltenen Nebenwirkungen von SGLT2-Hemmern umfassen diabetische Ketoazidosen, Amputationen, Blasenkrebs, Knochenfrakturen, Fournier-Gangrän und Nierenfunktionsstörungen.

5.2.1. Diabetische Ketoazidose

Berichte über diabetische Ketoazidosen unter einer Behandlung mit SGLT2-Hemmern sind erst in der Postmarketingphase aus Surveillance-Daten aufgetaucht [23]. Diese Beobachtungen haben inzwischen dazu geführt, dass für alle zugelassenen SGLT2-Hemmer ein Warnhinweis in die Fachinformationen im Hinblick auf das Auftreten und die Prävention von Ketoazidosen aufgenommen wurde [3-6]. Die überwiegende Mehrzahl der SGLT2-Hemmer-assoziierten Fälle von diabetischen Ketoazidosen zeigt keine wesentliche Hypoglykämie, wie sie mit dem Auftreten von diabetischen Ketoazidosen bei Menschen mit Typ 1-Diabetes mellitus bekannt ist. Beim Einsatz von SGLT2-Hemmern bei Typ 2-Diabetes mellitus wurden beim Auftreten von diabetischen Ketoazi-

CKD-Stadium		1 oder 2	3a	3b	4	5
eGFR (ml/min/1,73m^2)		≥60	59-45	44-30	29-15	<15
Dapagliflozin	Typ 2-Diabetes	10 mg	10 mg	10 mg[2]	<25 ml/min nicht empfohlen	
	Symptomatische, chronische Herzinsuffizienz (nur HFrEF)	10 mg	10 mg	10 mg	<25 ml/min nicht empfohlen	
	Chronische Niereninsuffizienz	10 mg	10 mg	10 mg	<25 ml/min nicht empfohlen	
Empagliflozin	Typ 2-Diabetes	10 mg[1]	10 mg*	10 mg[2,3]	<30 ml/min nicht empfohlen	
	Symptomatische, chronische Herzinsuffizienz (HFrEF + HFpEF)	10 mg	10 mg	10 mg	<20 ml/min nicht empfohlen	
Ertugliflozin	Typ 2-Diabetes	5-15 mg	5-15 mg	10 mg[2]	<30 ml/min nicht empfohlen	

Tab. 5.2: Zulassungsstatus der SGLT2-Hemmer und Dosisanpassung gemäß Nierenfunktion.

[1] Bei Patienten, die 10 mg Empagliflozin vertragen und eine zusätzliche Blutzuckerkontrolle benötigen, kann auf 25 mg Empagliflozin erhöht werden.

[2] Ggf. zusätzliche blutzuckersenkende Therapie empfohlen.

[3] Patienten mit bestehender kardiovaskulärer Erkrankung, Patienten ohne bestehende kardiovaskuläre Erkrankung: Initiierung bei eGFR >60 und Fortführung bei eGFR >45 ml/min/1,73m^2.

dosen überwiegend Blutglukosewerte <250 mg/dl (13,9 mmol/l) beobachtet. Diese besondere klinische Präsentation wurde als "euglykämische diabetische Ketoazidose" im Zuge einer SGLT2-Hemmer-Behandlung bezeichnet. In der Betreuung der Patienten mit SGLT2-Hemmer-Therapie kann das Fehlen hoher Blutzuckerwerte die Erkennung und rechtzeitige Behandlung der seltenen Komplikation einer euglykämischen diabetischen Ketoazidose verzögern.

Darüber hinaus ist darauf hinzuweisen, dass das Risiko für das Auftreten einer euglykämischen diabetischen Ketoazidose beim *"off label"*-Einsatz von SGLT2-Hemmern bei Typ 1-Diabetes erhöht ist. Ein substantieller Anteil von Fallberichten zu dieser seltenen Komplikation erschien initial bei Menschen mit Typ 1-Diabetes. Dapagliflozin war in der Europäischen Union vorübergehend zugelassen für eine Kombinationsbehandlung mit Insulin bei Typ 1-Diabetes mellitus. Die Zulassung erfolgte unter der Auflage eines Risikominimierungsplans mit der Notwendigkeit zur Ketonköper-Selbstmessung durch die Patienten, sowie einer speziellen Patienten-Schulung zur Reduktion des Risikos für eine euglykämische Ketoazidose. Darüber hinaus war Dapagliflozin nur bei Patienten mit einem BMI über 27,5 kg/m^2 sowie unter Verschreibung eines spezialisierten Diabetologen für den Typ 1-Diabetes zugelassen. Unter diesen Vorsichtsmaßnahmen konnte das Risiko für das Auftreten einer euglykämischen diabetischen Ketoazidose bei Typ 1-Diabetes sehr gut kontrolliert werden. Dennoch zog der pharmazeutische Hersteller die Zulassung von Dapagliflozin für den Typ 1-Diabetes mellitus im Jahr 2021 aus anderen Gründen zurück, sodass derzeit kein SGLT2-Hemmer für den Einsatz bei Typ 1-Diabetes mellitus zugelassen ist.

In den Jahren 2014-2016 wurden der amerikanischen Zulassungsbehörde (FDA) mehr als 2500 Fallberichte von diabetischen Ketoazidosen im Zusammenhang mit einer SGLT2-Hemmer-Therapie berichtet [23].

In großen kardiovaskulären Endpunktstudien für verschiedene SGLT2-Hemmer ergab sich ein heterogenes Bild. Während der Anteil von Patienten mit diabetischer Ketoazidose in den SGLT2-Hemmer- und Placebo-Armen der Endpunktstudien für Empagliflozin (EMPA-REG OUTCOME) und Canagliflozin (CANVAS) gleich war, war dieser für Dapagliflozin etwas höher als in der Placebogruppe in der kardiovaskulären Endpunktstudie für dieses Medikament (DECLARE-TIMI 58) (☞ Tab. 5.2) [15, 16, 18].

Potentielle und hypothetische Mechanismen, welche unter einer SGLT2-Hemmer-Behandlung zu einer diabetischen Ketoazidose führen können, wurden beschrieben [24, 25], wobei festzustellen ist, dass die zellulären und metabolischen Mechanismen nicht ausreichend untersucht und bekannt sind (☞ Abb. 4.2).

Klinische Symptome einer euglykämischen diabetischen Ketoazidose unter SGLT2-Hemmer-Therapie unterscheiden sich nicht wesentlich von einer diabetischen Ketoazidose bei Typ 1-Diabetes mellitus. Beschwerden umfassen Übelkeit, Abgeschlagenheit und Erbrechen, sowie Pseudoperitonismus. Das Medikament sollte pausiert werden und eine adäquate Behandlung eingeleitet werden (Insulintherapie, Flüssigkeits- und Elektrolytsubstitution, Azidoseausgleich).

Gemäß Fachinformationen der SGLT2-Hemmer sollten diese vorübergehend pausiert werden während akuter Krankheitsphasen, Operationen oder klinische Eingriffe, die eine Flüssigkeitszufuhr reduzieren (sogenannte *"sick day rules"*) [26]. Patienten mit der Diagnose von autoimmunen Diabetesformen (Typ 1-Diabetes oder LADA) sollen nicht mit SGLT2-Hemmern behandelt werden [26, 27]. Alle Patienten sollten geschult werden, unter SGLT2-Hemmer-Therapie ausreichend Flüssigkeit und Kohlenhydrate zu sich zu nehmen [25].

5.2.2. Amputationen

Ein ca. 2-fach erhöhtes Risiko für Unterschenkelamputationen im Zusammenhang mit einer Therapie mit Canagliflozin im Vergleich zu Placebo wurde im CANVAS-Studienprogramm beobachtet (☞ Tab. 5.1). Eine solche Erhöhung des Amputationsrisikos wurde in den Endpunktstudien für Empagliflozin und Dapagliflozin, sowie Ertugliflozin nicht beobachtet [15, 16, 28]. Aus diesem Grunde wurde für das in Deutschland nicht verfügbare Canagliflozin in der US-amerikanischen Zulassung ein Warnhinweis in die Fachinformation aufgenommen [5]. Im weiteren Verlauf konnten allerdings in Canagliflozin-Studien (CREDENCE) keine Hinweise auf ein erhöhtes Amputationsrisiko im Vergleich zu Placebo gesehen werden (HR 1,11; 95% CI 0,79; 1,56) [29]. Eine Metaanalyse von 14 randomisierten Studien unter Einschluss von mehr als 26.000 Patienten ergab, dass SGLT2-Hemmer als Medikamentenklasse nicht mit einem erhöhten Amputationsrisiko assoziiert sind (OR 1,40; 95% CI 0,81; 2,41), aber eine Subgruppenanalyse ergab wiederum ein diskret erhöhtes Risiko für Canagliflozin im Vergleich zu allen anderen oralen antidiabetischen Medikamenten (OR 1,89; 95% CI 1,37; 2,60) [30]. In weiteren Metaanalysen von *Real World*-Daten und Kohortenstudien konnten keine Hinweise darauf gewonnen werden, dass Canagliflozin mit einem erhöhten Risiko für Unterschenkelamputationen assoziiert sei [31, 32]. Die in den Datenbanken der Zulassungsbehörden aufgenommenen Fallberichte zu Unterschenkelamputationen im Zusammenhang mit einer begleitenden SGLT2-Hemmer-Therapie legen insgesamt nur ein minimal erhöhtes Risiko nahe, wobei die meisten Fallberichte mit Canagliflozin assoziiert waren. Eine Mehrzahl dieser Patienten hatte bereits eine spezifische Ausprägung eines diabetischen Fußsyndroms, bzw. eine bekannte periphere arterielle Verschlusskrankheit (PAVK) [33].

Zusammenfassend sind die Mechanismen für ein mögliches minimal erhöhtes Risiko für Unterschenkelamputationen unter einer SGLT2-Hemmer-Therapie derzeit nicht klar, und es muss nicht von einem Substanzklasseneffekt ausgegangen werden [34]. Die Gesamtzahl der Amputationsfälle ist sehr gering. Bei bestehender PAVK könnte eine vorübergehende erhöhte Diurese und Hypovolämie zu einer reduzierten peripheren vaskulären Perfusion führen, welche hypothetisch zu einer klinisch relevanten Ischämie beitragen könnte [35]. Bei Menschen ohne periphere Durchblutungsstörungen sollte dies jedoch klinisch im Zusammenhang mit einer SGLT2-Hemmer-Therapie nicht ins Gewicht fallen.

Über die Notwendigkeit einer routinemäßigen Fußpflege und die regelmäßige Fußuntersuchung hinaus ist eine weitergehende Diagnostik oder präventive Therapie unter SGLT2-Hemmern zur Vermeidung von Amputationen derzeit nicht indiziert.

5.2.3. Blasenkrebs

In einer gepoolten Datenanalyse von 22 prospektiven Studien wurden neu aufgetretene Fälle von Blasenkrebs in einer geringhöheren Rate bei Patienten unter einer Behandlung mit Dapagliflozin (10/6045; 0,17 %) im Vergleich zu Placebo (1/3512; 0,03 %) berichtet [6]. Wenn Patienten mit einer Medikamentenexposition von weniger als einem Jahr zum Zeitpunkt der Diagnose ausgeschlossen wurden, wurden 4 Fälle in der Dapagliflozin-Gruppe und kein Fall in der Placebo-Gruppe gezählt. Dies hat dazu geführt dass in der US-amerikanischen Zulassung von Dapagliflozin ein Warnhinweis aufgenommen wurde, dass dieses Medikament nicht bei Patienten mit aktivem Blasenkrebs eingesetzt werden soll [6]. Diese Warnhinweise sind nicht für andere SGLT2-Hemmer in den Fachinformationen vorhanden. In der DECLARE-TIMI 58-Studie wurde eine niedrigere Rate von Blasenkrebs in der Dapagliflozin-Gruppe versus Placebo beobachtet (☞ Tab. 5.2) [16]. Eine Metaanalyse von 46 kontrollierten Studien zeigte, dass SGLT2-Hemmer nicht signifikant mit einem erhöhten Risiko von Krebserkrankungen im Vergleich zu anderen Medikationen assoziiert sind (OR 1,14; 95% CI 0,96; 1,36) [36]. Die aktuell vorhandene Evidenz für eine Assoziation von SGLT2-Hemmern mit Krebserkrankungen oder Blasenkrebs ist somit unzureichend, deutet aber nicht darauf hin, dass ein Substanzklassen-spezifischer Effekt für eine Assoziation zu Blasenkrebs vorliegen könnte [36]. Wenngleich zumindest hypothetisch eine Glukosurie einen Wachstumsfaktor für präexistente Blasenpapillome darstellen könnte, so ist ebenfalls festzustellen, dass Diabetes mellitus per se zusammen mit Adipositas einen substantiellen Risikofaktor für verschiedene Krebsarten darstellt [37]. Dennoch sollten SGLT2-Hemmer bei Patienten mit bekannter Hämaturie oder einer Vorgeschichte von Blasenkrebs mit Vorsicht eingesetzt werden.

5.2.4. Knochenfrakturen

In bestimmten Risikogruppen von Patienten mit Typ 2-Diabetes mellitus könnten einzelne SGLT2-Hemmer mit einem erhöhten Knochenfrakturrisiko assoziiert sein [38]. Ein erhöhtes Frakturrisiko war mit Canagliflozin in CANVAS beobachtet worden [15], und es besteht ein Warnhinweis für Canagliflozin in der US-amerikanischen Fachinformation. In einer gepoolten Analyse war die Inzidenz von Frakturen mit Canagliflozin höher (2,7 %) im Vergleich zu Nicht-Canagliflozin-Gruppen (1,9 %) in der Gesamtpopulation (9 kontrollierte Studien; 10.194 Patienten) [39]. Der genaue Mechanismus der erhöhten Frakturrate unter Canagliflozin ist nicht bekannt, hypothetisch könnten jedoch eine erhöhte Fallneigung hierfür verantwortlich gewesen sein, potenziell verursacht durch Volumenmangel [39]. Im Gegensatz hierzu zeigte sich in der nachfolgenden CREDENCE-Studie mit Canagliflozin kein Hinweis auf ein erhöhtes Frakturrisiko [40]. Wenn Canagliflozin mit GLP-1-Rezeptoragonisten verglichen wurde, zeigte sich ebenfalls kein erhöhtes Frakturrisiko [41]. Für Empagliflozin und Dapagliflozin ergab sich in den Studien EMPA-REG OUTCOME und DECLARE-TIMI 58 kein Hinweis auf ein erhöhtes Frakturrisiko unter Verum im Vergleich zu Placebo (☞ Tab. 5.2) [16, 18]. Warnhinweise im Hinblick auf ein erhöhtes Risiko für Knochenfrakturen sind nicht in die Fachinformationen für Dapagliflozin, Empagliflozin oder Ertugliflozin aufgenommen.

Zusammenfassend ist derzeit die Evidenz, die spezifische SGLT2-Hemmer, wie Canagliflozin zu einem erhöhten Frakturrisiko assoziiert inkonklusiv, zumal Typ 2-Diabetes mellitus per se mit einem erhöhten Frakturrisiko unabhängig von der Begleittherapie einhergeht [42].

5.2.5. Fournier-Gangrän

Das Fournier-Gangrän, eine nekrotisierende Fasziitis des Perineums, ist eine schwerwiegende, jedoch sehr seltene Erkrankung die durch eine bakterielle Infektion im Subkutangewebe der Genitalregion hervorgerufen wird. Betroffene Patienten sind vorwiegend männlich und häufig älter als 60 Jahre, häufig mit Begleiterkrankungen wie Diabetes mellitus, Alkoholkrankheit, periphere arterielle Verschlusskrankheit, Zustand nach Trauma, Immunsuppression usw.. Im Meldesystem der amerikanischen Zulassungsbehörde (FDA) sind bis zum Jahr 2019 55 Fälle einer Fournier-Gangrän bei Patienten unter einer SGLT2-Hemmer-Therapie hinterlegt im Vergleich zu 19 gemeldeten Fällen von Fournier-Gangrän im Zusammenhang mit anderen antihyperglykämischen Medikamenten zwischen 1984 und 2019 [43]. In den Fachinformationen wurden für alle 4 SGLT2-Hemmer Warnhinweise für die Fournier-Gangrän aufgenommen [3-6].

Bislang sind keine pathophysiologischen Mechanismen, welche eine SGLT2-Hemmer-Therapie mit einer Fournier-Gangrän assoziieren würden, identifiziert worden.

Patienten die sich mit Schmerzen, Schwellung, Erythem in der Genital oder Perinealregion zusammen mit Fieber und Abgeschlagenheit unter einer SGLT2-Hemmer-Therapie vorstellen, sollten im Hinblick auf das Vorliegen einer nekrotisierenden Fasziitis untersucht werden und unter stationären Bedingungen eine Breitspektrum-antibiotische Therapie, sowie bei Bedarf eine operative Intervention erhalten [3-6]. Der SGLT2-Hemmer muss dauerhaft abgesetzt werden.

5.2.6. Nierenfunktionsstörungen

Urosepsis und Pyelonephritis sind als seltene Nebenwirkungen als Warnhinweise in die Fachinformationen der SGLT2-Hemmer aufgenommen worden (☞ Tab. 5.1) [3-6]. Ebenso bestehen Warnhinweise für eine selten auftretende akute Niereninsuffizienz.

In den großen kardiovaskulären Endpunktstudien mit SGLT2-Hemmern traten Fälle von akuter Niereninsuffizienz in gleicher Frequenz in den SGLT2-Hemmer und Placeboarmen auf (☞ Tab. 5.1) [15, 16, 18]. In einer Registerstudie, die mehr als 17.000 Patienten umfasste, erhöhte die Initiierung einer SGLT2-Hemmer-Therapie im Vergleich zu einer GLP-1-Rezeptoragonisten-Therapie das Risiko einer akuten Niereninsuffizienz oder einer Harnwegsinfektion nicht [44].

Mechanismen für eine akute oder chronische Niereninsuffizienz unter einer SGLT2-Hemmer-Therapie sind nicht komplett verstanden, werden aber gegebenenfalls auf die osmotische Diurese mit erhöhtem Risiko für Dehydratation, lokale Inflammation und andere zurückgeführt [45].

Neuere Studien weisen allerdings eher auf einen renoprotektiven Effekt von SGLT2-Hemmern, auch bei bestehender eingeschränkter Nierenfunktion hin [46]. Aufgrund eines renalen tubuloglomerulären Feedbackmechanismus kommt es unter einer SGLT2-Hemmer-Therapie zu einer Reduktion des Blutflusses in das Glomerulum über das Vas afferens und somit zu einer Reduktion einer pathologischen Hyperfiltration bei diabetischer Nephropathie. Dieser Mechanismus führt zum einen zu einer initialen Reduktion der glomerulären Filtrationsrate von ca. 3-4 ml/min nach Beginn einer SGLT2-Hemmer-Therapie, zum anderen aber zu einer Konservierung dieser Filtrationsrate über lange Zeit im Sinne einer Verhinderung des pathophysiologischen regulären Abfalls der glomerulären Filtrationsrate über Jahre. Dieser Mechanismus wird heute als grundlegend für die renoprotektiven Effekte der SGLT2-Hemmer angesehen [46]. Insofern ist das Neuauftreten von Nierenfunktionsstörungen vor dem Hintergrund der renoprotektiven Wirkungen von SGLT2-Hemmern als untergeordnet zu betrachten. Hinsichtlich der renalen Effekte der SGLT2-Hemmer (☞ Kap. 4.).

Der Einsatz von SGLT2-Hemmern bei unterschiedlichen Graden der Nierenfunktionsstörungen gemäß Zulassung ist in Tab. 5.3 dargestellt.

5.3. Zusammenfassung

SGLT2-Hemmer als relativ neue Substanzklasse zur Behandlung des Typ 2-Diabetes mellitus, der Herzinsuffizienz und von Nierenerkrankung sind sehr wirksame Medikamente mit einem hohen Grad an Sicherheit und einer niedrigen Nebenwirkungsrate.

Das Risiko für Hypoglykämien ist niedrig und nur in Kombination mit Insulin oder Sulfonylharnstoffen gegeben. Mykotische Genitalinfektionen sind die häufigsten Nebenwirkungen der SGLT2-Hemmer-Therapie, ein Zusammenhang mit einem potenziell erhöhten Risiko für Harnwegsinfektionen ist jedoch nicht gegeben. Volumenmangelsymptome treten nur bei Risikopatienten auf. Das Risiko des Auftretens einer euglykämischen Ketoazidose ist sehr niedrig bei Patienten mit Typ 2-Diabetes mellitus unter SGLT2-Hemmer-Therapie, wenn auf eine ausreichende Flüssigkeits- und Kohlenhydratzufuhr geachtet wird. Dennoch sollten SGLT2-Hemmer bei intercurrenten Erkrankungen, anstehenden Operationen oder abzusehenden länger dauernden Fastenepisoden pausiert werden. Symptome einer diabetischen Ketoazidose unter SGLT2-Hemmer-Therapie sollten bekannt sein, um frühzeitig therapeutische Maßnahmen einleiten zu können. Die Evidenz für eine Assoziation von SGLT2-Hemmern zu Knochenfrakturen ist inkonklusiv und im Wesentlichen für Canagliflozin beschrieben. Ebenso inkonklusiv ist die Evidenz für ein erhöhtes Risiko für Blasenkrebs oder andere Krebsarten, sodass aktuell eine solche Befürchtung nicht besteht. SGLT2-Hemmer-induzierte Nierenfunktionsstörungen und infektiöse Nierenerkrankungen sind sehr sel-

Neben-wirkung	Canagliflozin	Dapagliflozin	Empagliflozin	Ertugliflozin
Amputationen (LLA)	• *"Boxed warning"* für Cana • ~2-fach erhöhtes Risiko für LLA mit Cana in CANVAS und CANVAS-R mit 100 mg und 300 mg Dosis • CANVAS: Cana pooled, HR 2,12; 95% CI 1,34; 3,38) • CANVAS-R: Cana, HR 1,80; 95% CI 1,10; 2,93 • 140 Cana-Pat. mit LLA (vs 47 Placebo-Pat.) • Am häufigsten Zehen- und Mittelfußamputationen (99/140 Cana-Pat.); Unterschenkel-/Oberschenkel-amputationen (41/140 Cana-Pat.); manche Pat. mit multiplen Amputationen ± beide Beine • Häufigste Prädispositionsfaktoren: Infektion, Gangrän, diabetisches Fußulkus • Risiko am höchsten bei früherer Amputation, PAVK und/oder Neuropathie • Monitoring für Infektion, Schmerz, Schwellung, Rötung oder Ulzera empfohlen; Cana sollte dann abgesetzt werden.	• Warnung/Vorsichtsmaßnahmen nicht aufgeführt	• Warnung/Vorsichtsmaßnahmen nicht aufgeführt	• In 7 Phase III Ertu-Studien, LLA bei 1 (0,1 %) Pat. in der Nicht-Ertu-Gruppe, 3 (0,2 %) Pat. in der Ertu 5 mg und 8 (0,5 %) Pat. in den Ertu 15 mg Gruppen • Kausale Assoziation von Ertu mit LLA ist nicht etabliert
Hypotension	• SGLT2-Hemmer reduzieren das intravasale Volumen und symptomatische Hypotension kann auftreten • RF: Niereninsuffizienz (eGFR <60 ml/min/1,73 m²), ältere Pat., Komedikation mit Diuretika/ACE-Hemmern/Angiotensin-Rezptorblockern, niedriger systolischer Blutdruck			
Volumen-mangel-assoziierte Neben-wirkungen	• Cana dosisabhängig assoziiert mit VDARs • Gepoolte Daten von 8 RCTs: VDARs bei 1,5 %, 2,3 % und 3,4 % für Vergleichsmedikation, Cana 100 mg, und Cana 300 mg • RF: Komedikation mit Schleifendiuretika, eGFR 30 bis <60 ml/min/1,73 m², und Alter ≥75 Jahre	• Gepoolte Daten von 12 RCTs: VDARs bei 0,4 %, 0,6 % und 0,8 % für Placebo, Dapa 5 mg und Dapa 10 mg • Gepoolte Daten von 13 RCTs: VDARs bei 0,7 % und 1,1 % für Placebo und Dapa 10 mg	• Gepoolte Daten von 5 RCTs: VDARs bei 0,3 %; 0,5 %, und 0,3 % für Placebo, Empa 10 mg und Empa 25 mg	• Pat. mit moderater Niereninsuffizienz: VDARs bei 0 %, 4,4 % und 1,9 % für Placebo, Ertu 5 mg und Ertu 15 mg

Neben-wirkung	Canagliflozin	Dapagliflozin	Empagliflozin	Ertugliflozin
Ketoazidose	• Postmarketing-Überwachung; KA bei Patienten mit T2DM und T1DM unter SGLT2-Hemmer-Therapie; Todesfälle berichtet • SGLT2-Hemmer sind nicht für die Behundlung des T1DM zugelassen • Unter SGLT2-Hemmer-Therapie kann eine KA auch bei Blutglukosewerten <250 mg/dl (<13,9 mmol/l) auftreten • SGLT2-Hemmer sollte abgesetzt werden, wenn eine KA vermutet wird • Prädispositionsfaktoren: Reduktion der Insulindosis, fieberhafter Infekt, reduzierte Kalorienaufnahme, Pankreaserkrankung mit reduzierter Insulinproduktion (T1DM, Pankreatitis, Pankreasresektion), Alkoholabhängigkeit			
Akutes Nierenversagen und Niereninsuff.	• Reduktion des intravasalen Volumens kann zu AKI führen • Postmarketing-Daten; einige Fälle mit Hospitalisierung und Dialyse; einige Patienten <65 Jahre • Prädispositionsfaktoren: Hypovolämie, chronische Niereninsuffizienz, Herzinsuffizienz, Komedikation mit ACE-Hemmern, Angiotensin-Rezeptorblockern, NSAIDs • Nierenfunktion sollte überwacht werden			
Einschränkung der Nierenfunktion (RFI)	• Cana-Initiierung assoziiert mit dosisabhängiger Erhöhung des Serum-Kreatinins und Reduktion der eGFR; eGFR-Reduktion reversibel nach dem Absetzen von Cana • Pat. mit moderater Niereninsuffizienz bei Baseline zeigten größere Veränderungen • Gepoolte Daten von 4 RCTs (normale/milde Niereninsuff.): ≥1 RFI Event (= eGFR <80 ml/min/1,73 m² und 30 % niedriger als Baseline) bei 2,1 %, 2,0 % und 4,1 % bei Placebo, Cana 100 mg, und Cana 300 mg • Bei Behundlungsende: Abfall der Nierenfunktion bei 0,5 %, 0,7 % und 1,4 % der Pat. unter Placebo, Cana 100 mg und Cana 300 mg • Moderate Niereninsuff.-Studie (Baseline eGFR 30 bis <50 ml/min/1,73 m²): ≥1 RFI event (= eGFR 30 % niedriger als Baseline) bei 6,9 %, 18 % und 22,5 % der Pat. unter Placebo, Cana 100 mg und Cana 300 mg • Bei Behundlungsende: Abfall der Nierenfunktion bei 4,6 %, 3,4 % und 2,2 % der Patienten unter Placebo, Cana 100 mg und Cana 300 mg	• Dapa assoziiert mit dosisabhängiger Erhöhung des Serum-Kreatinins und Reduktion der eGFR • Gepoolte Daten von 12 RCTs (normale/milde Niereninsuff.): Serum-Kreatinin und eGFR reversibel auf Baselinewerte in Woche 24 • Moderate Niereninsuff.-Studie (Baseline eGFR 30 bis <50 ml/min/1,73 m²): Dauerhafte Reduktion der eGFR bis Woche 52 • Nieren-assoziierte Nebenwirkungen (Niereninsuff., Kreatininerhöhung) häufiger unter Dapa; (Gepoolte Daten von 9 RCTs) ≥1 RFI Event bei 4,2 % und 6,7 % der Pat. unter Placebo und Dapa 10 mg • Erhöhtes Risiko bei älteren Pat. und Pat. mit Niereninsuff.	• Empa assoziiert mit dosisabhängiger Erhöhung des Serum-Kreatinins und Reduktion der eGFR • Pat. mit moderater Niereninsuff. bei Baseline zeigten größere Veränderungen • In EMPA-REG OUTCOME, akute RFI reversibel nach Absetzen von Empa	• Ertu assoziiert mit dosisabhängiger Erhöhung des Serum-Kreatinins und Reduktion der eGFR • Patienten mit moderater Niereninsuff. bei Baseline zeigten größere Veränderungen • Moderate Niereninsuff.-Studie; abnormale Laborveränderungen reversibel nach Absetzen von Ertu • Nieren-assoziierte Nebenwirkungen (akute Niereninsuff., Einschränkung der Nierenfunktion, akutes prärenales Nierenversagen) können auftreten; bei Pat. mit moderater Niereninsuff. war die Inzidenz 0,6 %, 2,5 % und 1,3 % für Placebo, Ertu 5 mg, und Ertu 15 mg

Neben-wirkung	Canagliflozin	Dapagliflozin	Empagliflozin	Ertugliflozin
Urosepsis und Pyelonephritis	• Postmarketing-Berichte von schweren UTI einschließlich Urosepsis und Pyelonephritis mit Krankenhausaufnahme • Pat. sollten hinsichtlich UTI überwacht werden			
Hypoglykämie	• SGLT2-Hemmer können das Hypoglykämierisiko in Kombination mit Insulin und Insulin-Sekretagoga erhöhen • Dosisreduktion von Insulin und Insulin-Sekretagoga in der Kombinationstherapie evaluieren, um das Hypoglykämierisiko zu reduzieren			
Hypoglykämie	• Hypo-Raten schwanken in RCT-Behundlungs-regimes • Gesamt-Hypo-Raten in Monotherapiestudien 2,6 % für Placebo, 3,6 % und 3,0 % für Cana 100 mg und Cana 300 mg • Hypo-Raten in Kombination mit INS-Studien; Gesamt-Hypo 36,8 % für Placebo, 49,3 % und 48,6 % für Cana 100 mg und Cana 300 mg; Schwere Hypo 2,5 % für Placebo, 1,8 % und 2,7 % für Cana 100 mg und Cana 300 mg	• Hypo-Raten schwanken in RCT-Behundlungs-regimes • Hypo (major und minor)-Raten in Monotherapiestudien 0 % für Placebo und Dapa 5 mg und Dapa 10 mg • Hypo-Raten bei add-on INS ± andere OAD-Studien; Major-Hypos 0,5 % für Placebo und Cana 5 mg und Cana 10 mg; Minor-Hypos 34 % für Placebo und 43,4 % und 40,0 % für Dapa 5 mg und Dapa 10 mg	• Hypo-Raten schwanken in RCT-Behundlungs-regimes • Hypo-Raten in Monotherapiestudien; Gesamt-Hypos 0,4 % für Placebo und Empa 10 mg und Empa 25 mg; Schwere Hypos 0 % für Placebo und Empa 10 mg und Empa 25 mg • Hypo-Raten in Kombination mit MDI INS ± MET Studien; Gesamt-Hypos 37,2 % für Placebo, 39,8 % und 41,3 % für Empa 10 mg und Empa 25 mg; Schwere Hypos 0,5 % für Placebo und Empa 10 mg und Empa 25 mg •	• Hypo-Raten schwanken in RCT-Behundlungsregimes • Hypo-Raten in Monotherapiestudien; Gesamt-Hypos 0,7 % für Placebo, 2,6 % für Ertu 5 mg und Ertu 15 mg; Schwere Hypos 0 % für Placebo, 0 % und 1,3 % für Ertu 5 mg und Ertu 15 mg • Hypo-Raten in Kombination mit INS ± Sekretagoga + moderate Niereninsuff.-Studie; Gesamt-Hypos 36,1 % für Placebo, 35,8 % und 27,3 % für Ertu 5 mg und Ertu 15 mg; Schwere Hypos 2,3 % für Placebo, 3,4 % und 2,1 % für Ertu 5 mg und Ertu 15 mg
Fournier-Gangrän	• Postmarketing-Berichte; Männer und Frauen; schwere Verläufe mit Hospitalisierungen, multiplen Operationen und Versterben • Pat. mit Druckschmerz, Spontanschmerz, Rötung oder Schwellung im Genitalbereich und Perineum sollten hinsichtlich nekrotisierender Fasziitis untersucht werden; bei Verdacht Breitspektrumantibiotika und operatives Debridement, falls notwendig • SGLT2-Hemmer **absetzen**			

Neben-wirkung	Canagliflozin	Dapagliflozin	Empagliflozin	Ertugliflozin
Mykotische Genital-infektionen	• SGLT2-Hemmer erhöhen das Risiko für GMI • Pat. mit Vorgeschichte von GMI und Männer ohne Zirkumzision mit erhöhtem Risiko			
	• Gepoolte Daten von 4 RCTs; GMI häufiger bei Frauen unter Cana • Weibliche GMI: 2,8 %, 10,6 %, und 11,6 % für Placebo, Cana 100 mg, und 300 mg, Absetzen wegen GMI bei 0 % und 0,7 % Placebo und Cana • Männliche GMI: 0,7 %, 4,2 % und 3,8 % für Placebo, Cana 100 mg, und Cana 300 mg; Absetzen wegen GMI bei 0 % und 0,5 % für Placebo und Cana	• Gepoolte Daten von 12 RCTs; GMI bei 0,9 %, 5,7 % und 4,8 % für Placebo, Dapa 5 mg, und Dapa 10 mg • Absetzen wegen GMI bei 0 % und 0,2 % für Placebo und Dapa 10 mg • GMI häufiger bei Frauen; Frauen 1,5 %, 8,4 % und 6,9 % für Placebo, Dapa 5 mg, und Dapa 10 mg; Männer 0,3 %, 2,8 %, und 2,7 % für Placebo, Dapa 5 mg, und Dapa 10 mg	• Gepoolte Daten von 5 RCTs; GMI bei 0,9 %, 4,1 % und 3,7 % für Placebo, Empa 10 mg, und Empa 25 mg • Absetzen wegen GMI bei 0 % und 0,2 % für Placebo und Empa (10 mg oder 25 mg) • GMI häufiger bei Frauen; Frauen 1,5 %, 5,4 % und 6,4 % für Placebo, Empa 10 mg, und Empa 25 mg; Männer 0,4 %, 3,1 % und 1,6 % für Placebo, Empa 10 mg, und Empa 25 mg	• Gepoolte Daten von 3 RCTs; GMI häufiger bei Frauen • Frauen GMI: 3 %, 9,1 % und 12,2 % für Placebo, Ertu 5 mg, und Ertu 15 mg • Absetzen wegen GMI bei 0 % und 0,6 % Placebo und Ertu Gruppen • Männer GMI: 0,4 %, 3,7 % und 4,2 % für Placebo, Ertu 5 mg, und Ertu 15 mg • Absetzen wegen GMI bei 0 % und 0,2 % Placebo und Ertu Gruppen
Hypersensitivitätsreaktionen	• Hypersensitivitätsreaktionen wurden berichtet: Angioödem, Anaphylaxie; Stunden bis Tage nach Behandlungsbeginn • SGLT2-Hemmer **absetzen**, wenn Hypersensitivität auftritt			• Warnung/Vorsichtsmaßnahmen nicht aufgeführt
	• Ein SGLT2-Hemmer ist **kontraindiziert** bei Pat. mit schweren Hypersensitivitätsreaktionen gegenüber der Substanz			
	• Gepoolte Daten von 8 RCTs (6177 Cana-Pat.): Hypersensitivitäts-assoziierte Nebenwirkungen (Erythem, Exanthem, Pruritus, Urtikaria, Angioödem) bei 3,0 %, 3,8 % und 4,2 % von Vergleichsmedikation, Cana 100 mg, und Cana 300 mg • 5 Patienten mit schweren Hypersensitivitäts-assoziierten Nebenwirkungen; 4 Urtikaria und 1 diffuses Exanthem und Urtikaria; 2 Pat. setzten Cana ab, 1 Pat. mit wiederholter Urtikaria nach Cana Wiederbeginn	• In Dapa RCTs, schwere anaphylaktische Reaktionen, schwere Hautreaktionen und Angioödem bei 0,2 % Vergleichsmedikatioon und 0,3 % Dapa	• Keine Daten für Hypersensitivitätsreaktionen	

Nebenwirkung	Canagliflozin	Dapagliflozin	Empagliflozin	Ertugliflozin
LDL-C-Erhöhung	• LDL-Cholesterinerhöhung kann unter SGLT2-Hemmer-Behandlung auftreten; Monitoring und Behandlung gemäß Standard			
	• Gepoolte Daten von 4 RCTs: Dosis-abhängige Erhöhung von LDL-C • Mittlere % Änderung von Baseline vs Placebo: 4,4 mg/dl (4.5%) und 8,2 mg/dl (8,0 %) mit Cana 100 mg und Cana 300 mg (Mittlerer Baseline Range 104 bis 110 mg/dl)	• Gepoolte Daten von 13 RCTs: Dosis-abhängige Erhöhung von LDL-C • Mittlere % Änderung von Baseline bis Woche 24: –1,0 % vs 2,9 % für Placebo und Dapa 10 mg	• Dosis-abhängige Erhöhung von LDL-C • LDL-C-Anstieg von 2,3 %, 4,6 % und 6,5 % unter Placebo, Empa 10 mg, und Empa 25 mg (mittlere Baseline Range 90,3-90,6 mg/dl)	• Gepoolte Daten von 3 RCTs: Dosis-abhängige Erhöhung von LDL-C • Mittlere % Änderung von Baseline bis Woche 26 vs Placebo: 2,6 % und 5,4 % für Ertu 5 mg und Ertu 15 mg (mittlere Baseline Range 96,6-97,7 mg/dl)
Frakturen	• Erhöhtes Frakturrisiko ab 12 Wochen nach Behandlungsbeginn in mit Cana in CANVAS RCT • CANVAS: Inzidenz 1,09/100 Patientenjahre für Placebo, Cana 100 mg und Cana 300 mg	• Warnung/Vorsichtsmaßnahmen nicht aufgeführt	• Warnung/Vorsichtsmaßnahmen nicht aufgeführt	• Warnung/Vorsichtsmaßnahmen nicht aufgeführt
Stürze	• Gepoolte Daten von 9 RCTs (85 Wochen Exposition): Stürze bei 1,3 %, 1,5 % und 2,1 % Vergleichsmedikation, Cana 100 mg, und Cana 300 mg	• Keine Daten zu Stürzen		

Neben-wirkung	Canagliflozin	Dapagliflozin	Empagliflozin	Ertugliflozin
Blasenkrebs	• Warnung/Vorsichtsmaßnahmen nicht aufgeführt	• Gepoolte Daten von 22 RCTs; Neu aufgetretener Blasenkrebs bei 10/6,045 Dapa-Pat. (0,17 %) und 1/3,512 Placebo/Vergleichsmedikations-Pat. (0,03 %) • Bei Ausschluss von Pat. mit <1 Jahr Medikamentenexposition: 4 Dapa vs 0 Placebo/Vergleichsmedikation • Risikofaktoren (Hämaturie) ausgeglichen zwischen Behandlungsarmen • Zu wenige Fälle, um kausale Rolle von Dapa zu identifizieren • Insuffiziente Daten, um Effekt von Dapa auf präexistente Blasentumoren zu charakterisieren • Dapa soll nicht bei Pat. mit aktivem Blasenkrebs eingesetzt werden; bei Pat. mit einer Blasenkrebs-Vorgeschichte sollten die Vorteile der Glykämiekontrolle und Endpunktreduktion gegenüber dem unbekannten Risiko eines Krebsrezidivs abgewogen werden	• Warnung/Vorsichtsmaßnahmen nicht aufgeführt	• Warnung/Vorsichtsmaßnahmen nicht aufgeführt

Tab. 5.3: Nebenwirkungen und Kontraindikationen zugelassener SGLT2-Hemmer (gemäß Fachinformationen).
AKI: Akutes Nierenversagen; Cana: Canagliflozin; CANVAS: Canagliflozin Cardiovascular Assessment Study; CANVAS-R: Canagliflozin Cardiovascular Assessment Study-Renal; Dapa: Dapagliflozin; EMPA-REG OUTCOME: Empagliflozin Cardiovascular Outcome Event Trial in Type 2 Diabetes Mellitus Patients – Removal of Excess Glucose;eGFR: estimated glomerular filtration rate; Empa: Empagliflozin; Ertu: Ertugliflozin; GMI: Mykotische Genitalinfektionen; HR: hazard ratio; Hypo: Hypoglykämie; KA: Ketoazidose; LDL-C: low-density lipoprotein cholesterol; LLA: lower limb amputation; NSAID: nonsteroidal anti-inflammatory drug; Pat.: Patient; RCT: randomized controlled trial; RF: Risikofaktoren; RFI: renal function impairment (Einschränkung der Nierenfunktion); SGLT2: sodium-glucose co-transporter 2; T1DM: Typ 1-Diabetes mellitus; T2DM: Typ 2-Diabetes mellitus; UTI: Urosepsis und Pyelonephritis; VDAR: Volumenmangelassoziierte Nebenwirkungen.

ten, die ausgesprochen guten nephroprotektiven Effekte von SGLT2-Hemmern bei Menschen mit Nierenfunktionsstörungen stehen diesen als großer Benefit gegenüber.

Zusammenfassend sind die klassischen SGLT2-Hemmer-assoziierten Nebenwirkungen wie mykotische Genitalinfektionen in der klinischen Verordnungspraxis zu berücksichtigen, stellen aber im Rahmen der Langzeittherapie aufgrund der milden Symptomatik und des guten Ansprechens auf die Therapie keine schwerwiegenden Probleme dar.

Die Substanzklasse der SGLT2-Hemmer besitzt ein gutes Sicherheitsprofil mit einer geringen Rate an Nebenwirkungen, und die Medikamente werden von Patienten sehr gut vertragen. Auf seltene Nebenwirkungen muss im individuellen Fall geachtet werden. Das Nebenwirkungsprofil und die Kontraindikationen für SGLT2-Hemmer erlaubt es, dass eine große Zahl von Patienten mit Typ 2-Diabetes mellitus, Herzinsuffizienz und Nierenerkrankungen von der exzellenten organprotektiven Wirkung dieser Substanzklasse ohne Einschränkung der Sicherheit und Verträglichkeit profitieren kann.

5.4. Literatur

1. Radholm K, Wu JH, Wong MG et al. Effects of sodium-glucose cotransporter-2 inhibitors on cardiovascular disease, death and safety outcomes in type 2 diabetes - A systematic review. Diabetes Research and Clinical Practice 2018;140:118-128.

2. Zhang YJ, Han SL, Sun XF et al. Efficacy and safety of empagliflozin for type 2 diabetes mellitus: Meta-analysis of randomized controlled trials. Medicine 2018;97: e12843.

3. Boehringer Ingelheim Pharmaceuticals I. Prescribing information: JARDIANCE (empagliflozin) tablets, for oral use. In: 2022

4. Corp. MSD. Prescribing information: STEGLATRO (ertugliflozin) tablets, for oral use. In: 2022

5. Janssen Pharmaceuticals I. Prescribing information: INVOKANA (canagliflozin) tablets, for oral use. In: 2022

6. LP AP. Prescribing information: FARXIGA (dapagliflozin) tablets, for oral use. In: 2022

7. Devi R, Mali G, Chakraborty I et al. Efficacy and safety of empagliflozin in type 2 diabetes mellitus: a meta-analysis of randomized controlled trials. Postgraduate Medicine 2017;129:382-392.

8. Qiu R, Balis D, Xie J et al. Longer-term safety and tolerability of canagliflozin in patients with type 2 diabetes: a pooled analysis. Current Medical Research and Opinion 2017;33:553-562.

9. Storgaard H, Gluud LL, Bennett C et al. Benefits and harms of Sodium-Glucose Co-Transporter 2 inhibitors in patients with type 2 diabetes: A systematic review and meta-analysis. PloS one 2016;11:e0166125.

10. Zaccardi F, Webb DR, Htike ZZ et al. Efficacy and safety of sodium-glucose co-transporter-2 inhibitors in type 2 diabetes mellitus: systematic review and network meta-analysis. Diabetes, Obesity & Metabolism 2016;18: 783-794.

11. Jabbour S, Seufert J, Scheen A et al. Dapagliflozin in patients with type 2 diabetes mellitus: A pooled analysis of safety data from phase IIb/III clinical trials. Diabetes, Obesity & Metabolism 2018;20:620-628.

12. Kohler S, Zeller C, Iliev H et al. Safety and tolerability of empagliflozin in patients with type 2 diabetes: Pooled analysis of Phase I-III clinical trials. Advances in Therapy 2017;34:1707-1726.

13. Li J, Gong Y, Li C et al. Long-term efficacy and safety of sodium-glucose cotransporter-2 inhibitors as add-on to metformin treatment in the management of type 2 diabetes mellitus: A meta-analysis. Medicine 2017;96: e7201

14. Liu J, Li L, Li S et al. Effects of SGLT2 inhibitors on UTIs and genital infections in type 2 diabetes mellitus: a systematic review and meta-analysis. Scientific Reports 2017;7:2824.

15. Neal B, Perkovic V, Mahaffey KW et al. Canagliflozin and cardiovascular and renal events in type 2 diabetes. The New England Journal of Medicine 2017;377:644-657.

16. Wiviott SD, Raz I, Bonaca MP et al. Dapagliflozin and cardiovascular outcomes in type 2 diabetes. The New England Journal of Medicine 2019;380:347-357.

17. Zhang L, Zhang M, Lv Q et al. Efficacy and safety of sodium-glucose cotransporter 2 inhibitors in patients with type 2 diabetes and moderate renal function impairment: A systematic review and meta-analysis. Diabetes Research and Clinical Practice 2018;140:295-303.

18. Zinman B, Wanner C, Lachin JM et al. Empagliflozin, cardiovascular outcomes, and mortality in type 2 diabetes. The New England Journal of Medicine 2015;373: 2117-2128.

19. Donnan JR, Grandy CA, Chibrikov E et al. Dose response of sodium glucose cotransporter-2 inhibitors in relation to urinary tract infections: a systematic review and network meta-analysis of randomized controlled trials. CMAJ open 2018;6:E594-E602.

20. Li J, Shao YH, Wang XG et al. Efficacy and safety of sodium-glucose cotransporter 2 inhibitors as add-on to metformin and sulfonylurea treatment for the management of type 2 diabetes: a meta-analysis. Endocrine Journal 2018;65:335-344.

21. Wang Z, Sun J, Han R et al. Efficacy and safety of sodium-glucose cotransporter-2 inhibitors versus dipeptidyl peptidase-4 inhibitors as monotherapy or add-on to metformin in patients with type 2 diabetes mellitus: A systematic review and meta-analysis. Diabetes, Obesity & Metabolism 2018;20:113-120.

22. Filippas-Ntekouan S, Filippatos TD, Elisaf MS. SGLT2 inhibitors: are they safe? Postgraduate Medicine 2018;130:72-82.

23. Fadini GP, Bonora BM, Avogaro A. SGLT2 inhibitors and diabetic ketoacidosis: data from the FDA Adverse Event Reporting System. Diabetologia 2017;60:1385-1389.

24. Qiu H, Novikov A, Vallon V. Ketosis and diabetic ketoacidosis in response to SGLT2 inhibitors: Basic mechanisms and therapeutic perspectives. Diabetes/Metabolism Research and Reviews 2017;33.

25. Rosenstock J, Ferrannini E. Euglycemic diabetic ketoacidosis: A predictable, detectable, and preventable safety concern with SGLT2 inhibitors. Diabetes Care 2015;8:1638-1642.

26. Meyer EJ, Gabb G, Jesudason D. SGLT2 inhibitor-associated euglycemic diabetic ketoacidosis: A South Australian clinical case series and Australian spontaneous adverse event notifications. Diabetes Care 2018;41:e47-e49.

27. Burke KR, Schumacher CA, Harpe SE. SGLT2 inhibitors: A systematic review of diabetic ketoacidosis and related risk factors in the primary literature. Pharmacotherapy 2017;37:187-194.

28. Inzucchi SE, Iliev H, Pfarr E et al. Empagliflozin and Assessment of Lower-Limb Amputations in the EMPA-REG OUTCOME Trial. Diabetes Care 2018;41:e4-e5.

29. Perkovic V, Jardine MJ, Neal B et al. Canagliflozin and renal outcomes in type 2 diabetes and nephropathy. The New England Journal of Medicine 2019;380:2295-2306.

30. Li D, Yang JY, Wang T et al. Risks of diabetic foot syndrome and amputation associated with sodium glucose co-transporter 2 inhibitors: A meta-analysis of randomized controlled trials. Diabetes & Metabolism 2018;44: 410-414.

31. Ryan PB, Buse JB, Schuemie MJ et al. Comparative effectiveness of canagliflozin, SGLT2 inhibitors and non-SGLT2 inhibitors on the risk of hospitalization for heart failure and amputation in patients with type 2 diabetes mellitus: A real-world meta-analysis of 4 observational databases (OBSERVE-4D). Diabetes, Obesity & Metabolism 2018;20:2585-2597.

32. Yuan Z, DeFalco FJ, Ryan PB et al. Risk of lower extremity amputations in people with type 2 diabetes mellitus treated with sodium-glucose co-transporter-2 inhibitors in the USA: A retrospective cohort study. Diabetes, Obesity & Metabolism 2018;20:582-589.

33. Fadini GP, Avogaro A. SGLT2 inhibitors and amputations in the US FDA Adverse Event Reporting System. The Lancet Diabetes & Endocrinology 2017;5:680-681.

34. Scheen AJ. Does lower limb amputation concern all SGLT2 inhibitors? Nature Reviews Endocrinology 2018; 14:326-328.

35. Potier L, Roussel R, Velho G et al. Lower limb events in individuals with type 2 diabetes: evidence for an increased risk associated with diuretic use. Diabetologia 2019;62:939-947.

36. Tang H, Dai Q, Shi W et al. SGLT2 inhibitors and risk of cancer in type 2 diabetes: a systematic review and meta-analysis of randomised controlled trials. Diabetologia 2017;60:1862-1872.

37. Arnold M, Pandeya N, Byrnes G et al. Global burden of cancer attributable to high body-mass index in 2012: a population-based study. The Lancet Oncology 2015;16: 36-46.

38. Kalaitzoglou E, Fowlkes JL, Popescu I et al. Diabetes pharmacotherapy and effects on the musculoskeletal system. Diabetes/Metabolism Research and Reviews 2019; 35:e3100.

39. Watts NB, Bilezikian JP, Usiskin K et al. Effects of canagliflozin on fracture risk in patients with type 2 diabetes mellitus. The Journal of Clinical Endocrinology and Metabolism 2016;101:157-166.

40. Blevins TC, Farooki A. Bone effects of canagliflozin, a sodium glucose co-transporter 2 inhibitor, in patients with type 2 diabetes mellitus. Postgraduate Medicine 2017;129:159-168.

41. Fralick M, Kim SC, Schneeweiss S et al. Fracture risk after initiation of use of canagliflozin. Annals of Internal Medicine 2019;171:80.

42. Picke AK, Campbell G, Napoli N et al. Update on the impact of type 2 diabetes mellitus on bone metabolism and material properties. Endocrine Connections 2019;8: R55-R70.

43. Bersoff-Matcha SJ, Chamberlain c, cao c et al. fournier Gangrene Associated With Sodium-Glucose Cotransporter-2 inhibitors: A review of spontaneous post-marketing cases. Annals of Internal Medicine 2019;170: 764-769.

44. Ueda P, Svanstrom H, Melbye M et al. Sodium glucose cotransporter 2 inhibitors and risk of serious ad-

verse events: nationwide register based cohort study. BMJ 2018;363:k4365.

45. Hahn K, Ejaz AA, Kanbay M et al. Acute kidney injury from SGLT2 inhibitors: potential mechanisms. Nature Reviews Nephrology 2016;12:711-712.

46. Liu H, Sridhar VS, Boulet J et al. Cardiorenal protection with SGLT2 inhibitors in patients with diabetes mellitus: from biomarkers to clinical outcomes in heart failure and diabetic kidney disease. Metabolism: Clinical and Experimental 2022;126:154918.

Index

Index

T

U

V

Z